INHALT

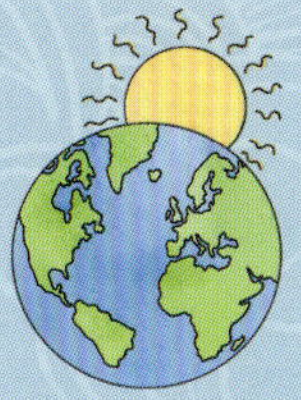

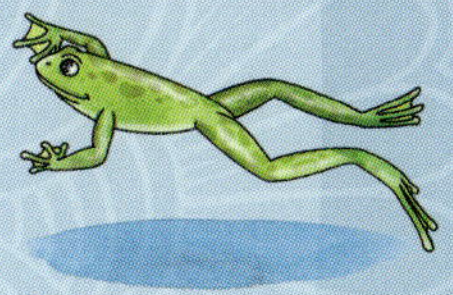

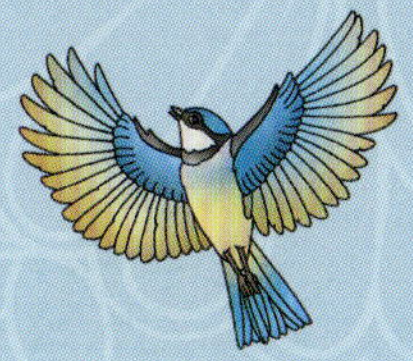

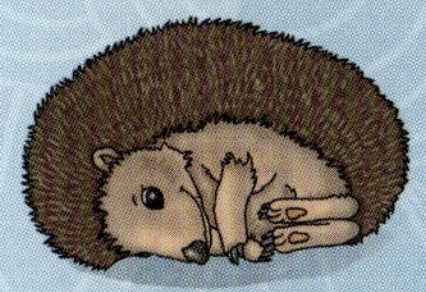

Yoga – kinderleicht und kerngesund!

Bewegung für Groß und Klein

Yoga ist eine aus Indien stammende Methode zur Harmonisierung von Körper und Geist. Sie setzt sich zusammen aus Körper- und Atemübungen, Mediation und Regeneration. Im Wesentlichen geht es darum, sich von der Last des Alltags zu befreien und zu einer ausgeglichen Lebens- und Körperhaltung zu gelangen.

Yoga lässt sich schon in Kindergarten und Grundschule einsetzen und kann auch zu Hause spielerisch den familiären Alltag bereichern. Es befriedigt die Lust der Kinder auf Spiel und Bewegung, allein, zu zweit und in der Gruppe, unterstützt dabei, kraftvoll in den Tag zu starten, die Aufmerksamkeit zu steigern und zur Ruhe zu kommen. Und: Yoga ist kinderleicht und kerngesund!

Wie Kinder-Yoga wirkt

Bei den ausgewählten Übungen handelt es sich um klassische Asanas – so nennt man Yoga-Haltungen. Diese entfalten ihre gesundheitsfördernde Wirkung schon mit wenig Übung und können als Routine zu einer echten Unterstützung im Alltag werden.

Yoga fördert das natürliche Zusammenspiel zwischen angeborenem Bewegungsdrang und den Herausforderungen an das heranreifende Gehirn.

Das gezielte Üben von Asanas bringt Körper und Geist mit der Unterstützung der Atmung in Verbindung. Yoga verhilft unruhigen Kindern zu mehr Balance, stärkt Selbstbewusstsein, Mut und Durchsetzungsvermögen, hilft verwirrte Gedanken zu sortieren, Aufregungen zu lindern, beugt Stress vor und kann Aggressionen in konstruktive Kraft verwandeln. Yoga fördert die gleichmäßige Sauerstoffversorgung des Körpers durch den Atem, auch unter erhöhter Anstrengung. Durch seine durchblutungsfördernde Wirkung belebt Yoga Muskeln und Organe. Schon wenige Minuten Üben, zwei- oder dreimal in der Woche, kann zu deutlichen Veränderungen bei den Kindern führen. Und Spaß macht es natürlich auch!

Üben mit diesem Buch

Dieses Buch ist eine Anleitung zum spielerischen Umgang mit Yogaübungen (Asanas) für Kindergarten, Grundschule und Zuhause.

Die dreißig ausgewählten Asanas sind in vier Kategorien unterteilt, die farblich gestaltet sind. So können Sie sich leicht orientieren. Es gibt Übungen zum Ankommen (rosa), klassische Yoga-Haltungen, die Kraft und Beweglichkeit fördern (lila), dynamische Übungen für Energie und Kreislauf (türkis) und Entspannungsübungen (gelb).

Die meisten Haltungen sind nach Tieren benannt, um den Spaß und die Fantasie der Kinder beim Üben anzuregen. Dabei darf auch mal gefaucht und geflattert werden! Auch Palme, Sonnengruß und Halbmond laden zum spielerischen Bewegen ein.

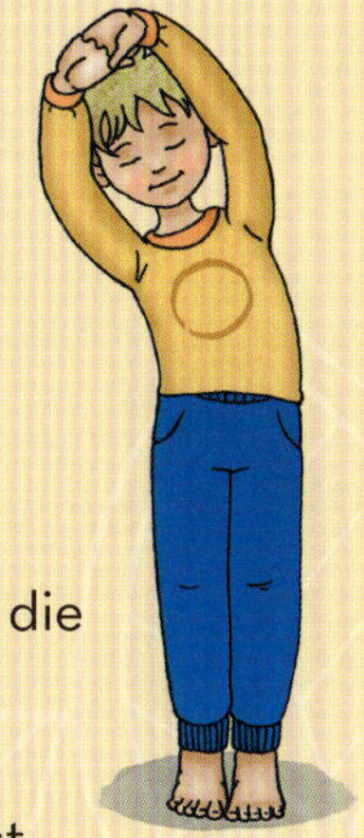

Für einen effektiven Yoga-Spaß empfiehlt es sich, mit einer Übung zum Ankommen zu starten und die Yoga-Einheit mit einer Entspannungsübung abzuschließen. Dazwischen ist Raum für beliebig viele Asanas und dynamische Übungen, ganz nach Lust, Zeit und Bedürfnis.

Text und Illustration zeigen in vier einfachen Schritten, wie eine Übung aufgebaut ist und wie sie durchgeführt wird. So können Eltern und Erzieher*innen diese ohne Vorkenntnisse kindgerecht anleiten.

Ein gereimter Vers unterstützt den Weg durch die Übung und dient als Erinnerungsstütze.

Jede Übung ist mit einem Hinweis versehen, welche Wirkung dabei im Vordergrund steht.

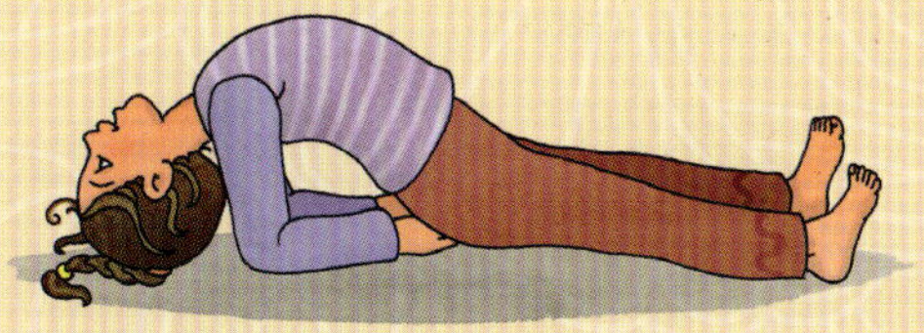

Achten Sie hierauf beim Üben mit Kindern

Beim Yoga-Üben sollten Sie auf ein paar Punkte achten, damit sich seine Wirkung optimal entfalten kann:

- Die Übungen zum Ankommen dienen dazu, sich als Körper im Raum wahrzunehmen und auf eine Yoga-Einheit einzustimmen. Stellen Sie daher eine solche Übung an den Beginn einer Übungsphase.
- Die Asanas unterstützen die Symmetrie des Körpers, daher sollte Sie auf eine gute Aufrichtung der Wirbelsäule achten.
- Gelenke, vor allem Knie und Ellbogen, dürfen nicht überstreckt werden, um Verletzungen und Überlastung vorzubeugen.
- Achten Sie darauf, dass die Kinder den Atem locker und gleichmäßig fließen lassen, auch wenn sie viel Kraft aufwenden.
- Vermeiden Sie einseitige Belastungen, in dem Sie asymmetrische Übungen gleichmäßig zu beiden Seiten ausführen.
- Gleichen Sie Übungen mit starker Rückbeugung oder seitlicher Dehnung mit den Übungen „Katze" und „Kuh" wieder aus.
- Jede Übungsphase sollte mit einer Regenerationsübung abgeschlossen werden. Dadurch wird die Körpererinnerung im Kind verankert. Diese sollte mindestens eine Minute dauern.

Wir wünschen viel Spaß mit Ihren kleinen Yoga-Mäusen!

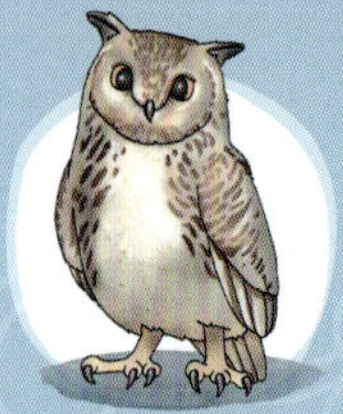

Der Uhu: Ich bin hellwach!

Zum Ankommen

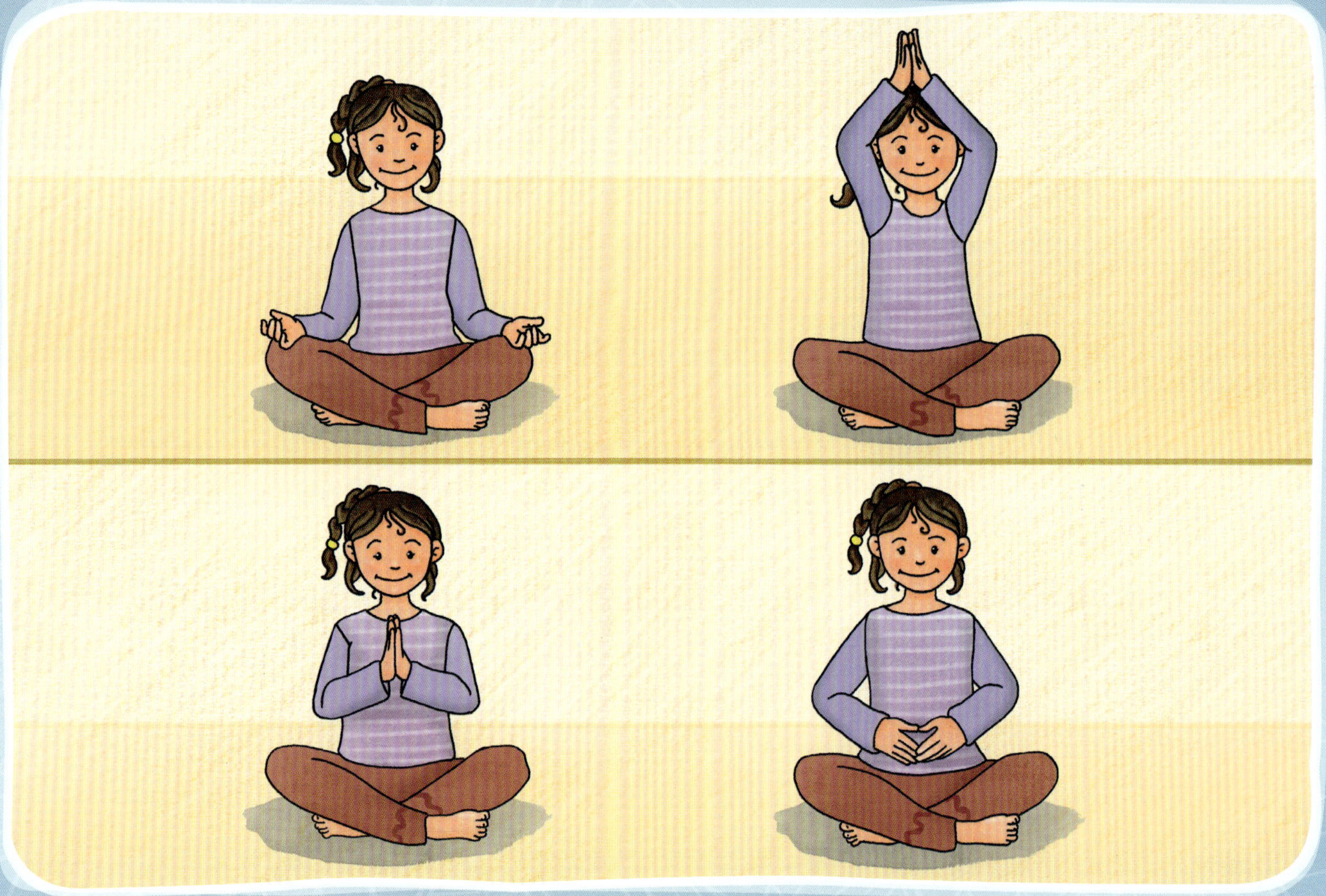

Der Uhu: Ich bin hellwach!

Wie ein Uhu sitzt du still,
Ein Flügel den andren berühren will.
Dein Herz schlägt ruhig, der Atem auch,
Fließt tief in deinen Uhu-Bauch.

Verbessert die Konzentration

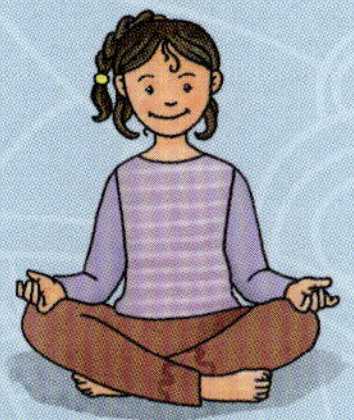

1

Du sitzt im Schneidersitz ganz gerade. Deine Hände liegen auf den Oberschenkeln mit den Handflächen nach oben. Atme ein. Atme aus.

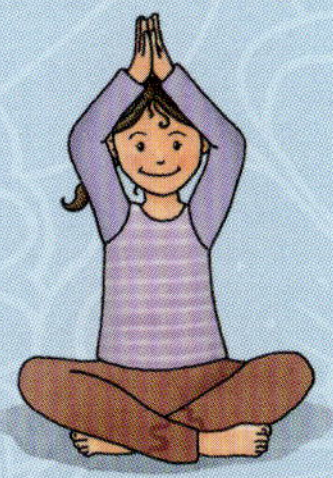

2

Strecke beim Einatmen die Arme zur Seite aus und führe sie in einem Bogen nach oben. Über dem Kopf berühren sich die Handflächen. Die Arme sind leicht gebeugt.

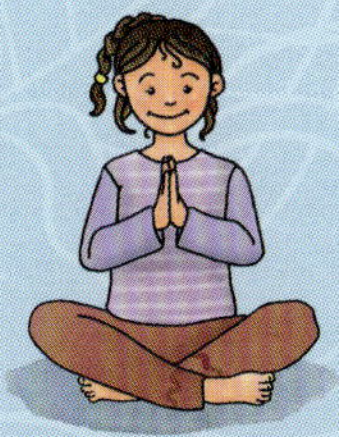

3

Atme aus und führe dabei die Hände vor die Brust. Die Handflächen bleiben zusammen.

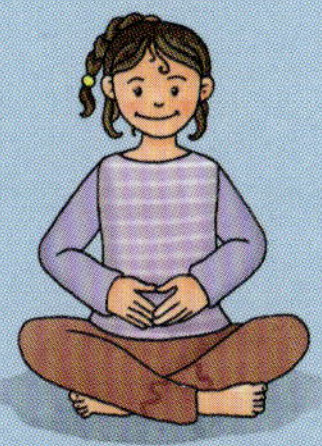

4

Lege die Hände auf den Bauchnabel. Die Finger berühren sich, die Daumen berühren sich. Atme ein und aus. Dann führe die Arme wieder beim Einatmen in einem Halbkreis über den Kopf und wiederhole die Übung achtmal. Dabei wirst du wacher und wacher.

Wir grüßen Sonne und Erde

Zum Ankommen

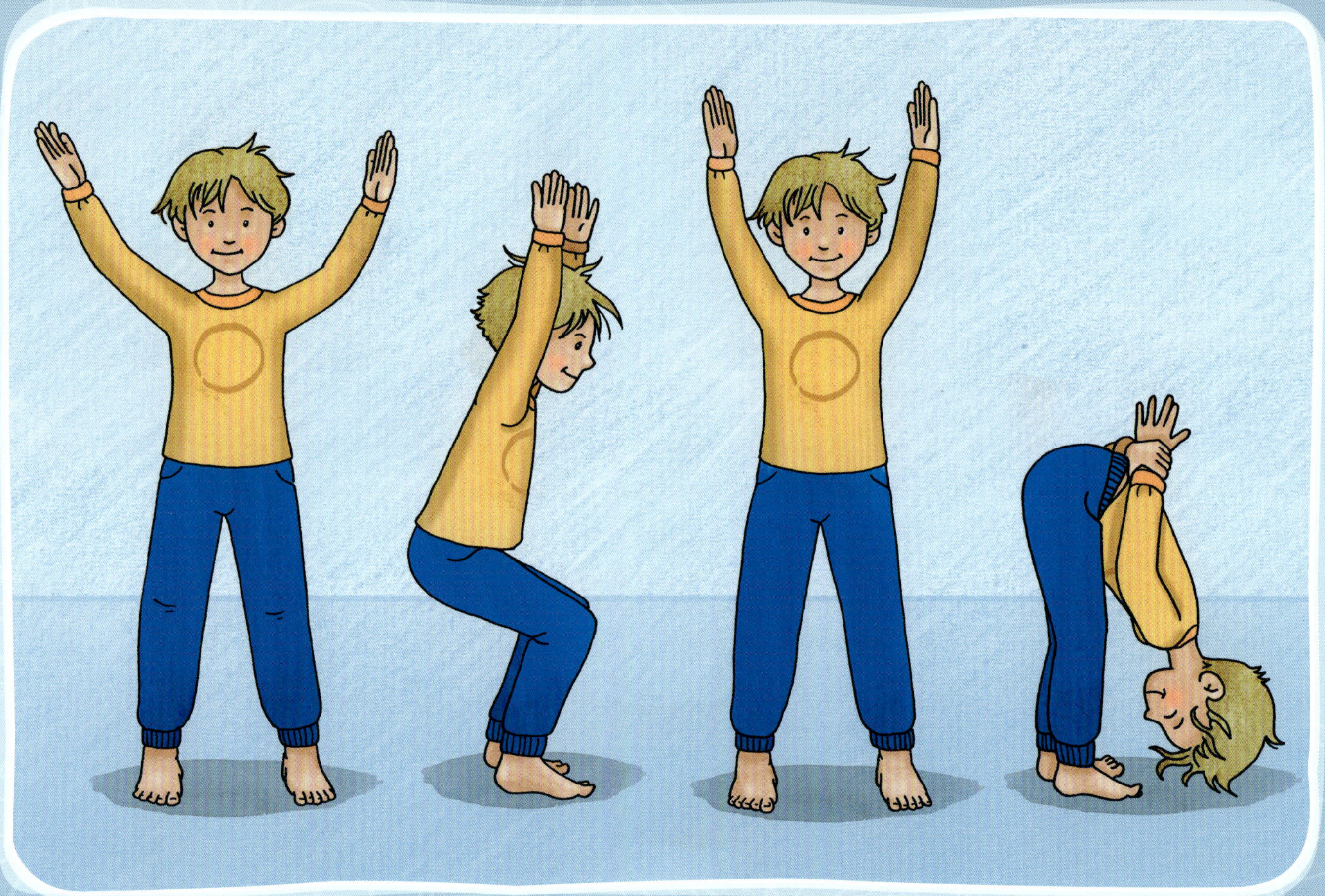

Wir grüßen Sonne und Erde

Atme ein, begrüß die Welt, schau wie die Sonne strahlt.
Beug die Knie und sieh dir an, wie sie mit Farben malt.
Streck die Beine und sprich laut: „Was für ein schöner Tag!"
Hin zur Erde beug dich tief, und dreimal „Danke" sag.

Belebt

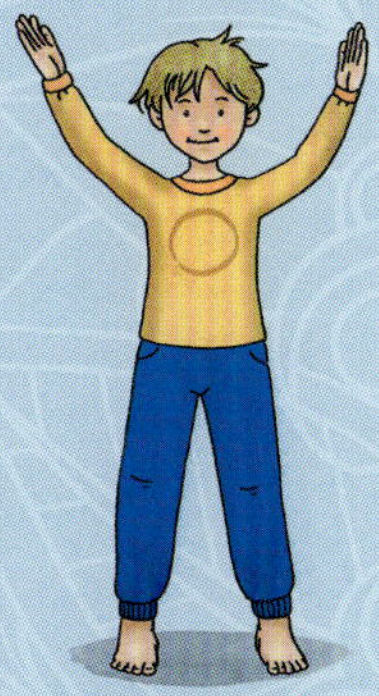

1

Stehe aufrecht, die Füße hüftbreit. Atme ein und male mit den gestreckten Arme einen Halbkreis hoch über deinen Kopf. Die Handflächen zeigen zueinander. Guten Morgen, liebe Sonne!

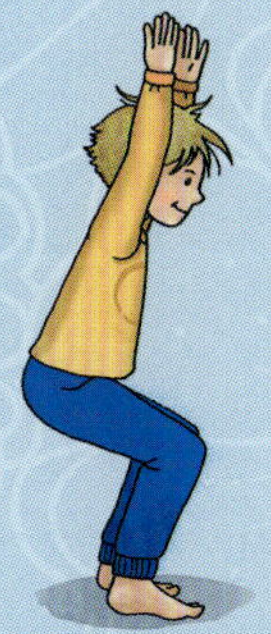

2

Beuge die Beine ein wenig und lass den Po nach unten sinken, als würdest du dich auf einen hohen Stuhl setzen. Die Arme bleiben gestreckt neben den Ohren. Der Körper bleibt ganz lang.

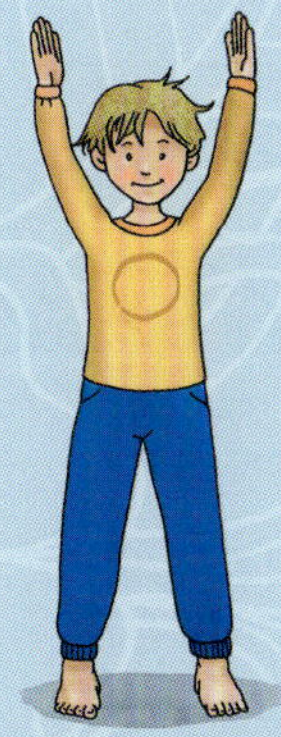

3

Strecke die Beine wieder, so dass du gerade stehst. Die Arme reichen zur Decke, der Blick geradeaus. Atme tief ein in den Brustkorb und sprich: „Was für ein schöner Tag!"

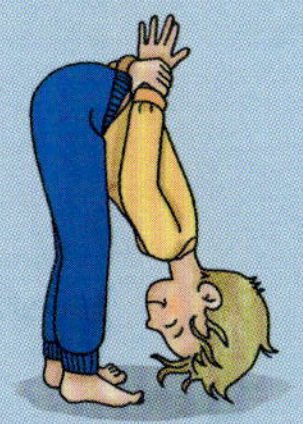

4

Beuge dich mit geradem Rücken nach vorne und lasse den Kopf entspannt hängen. Umfasse hinter dem Rücken mit der einen Hand das andere Handgelenk. Sag: „Danke, danke, danke!" Dann stehe wieder gerade und beginne von vorne. Wiederhole den Ablauf so oft, bis du ganz munter bist.

Mache einen Katzenbuckel

Zum Ankommen

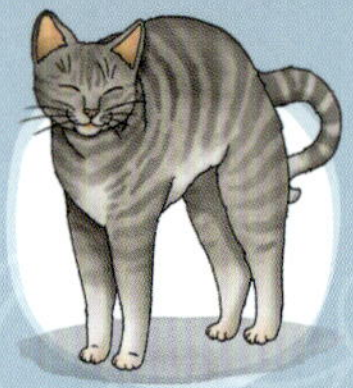

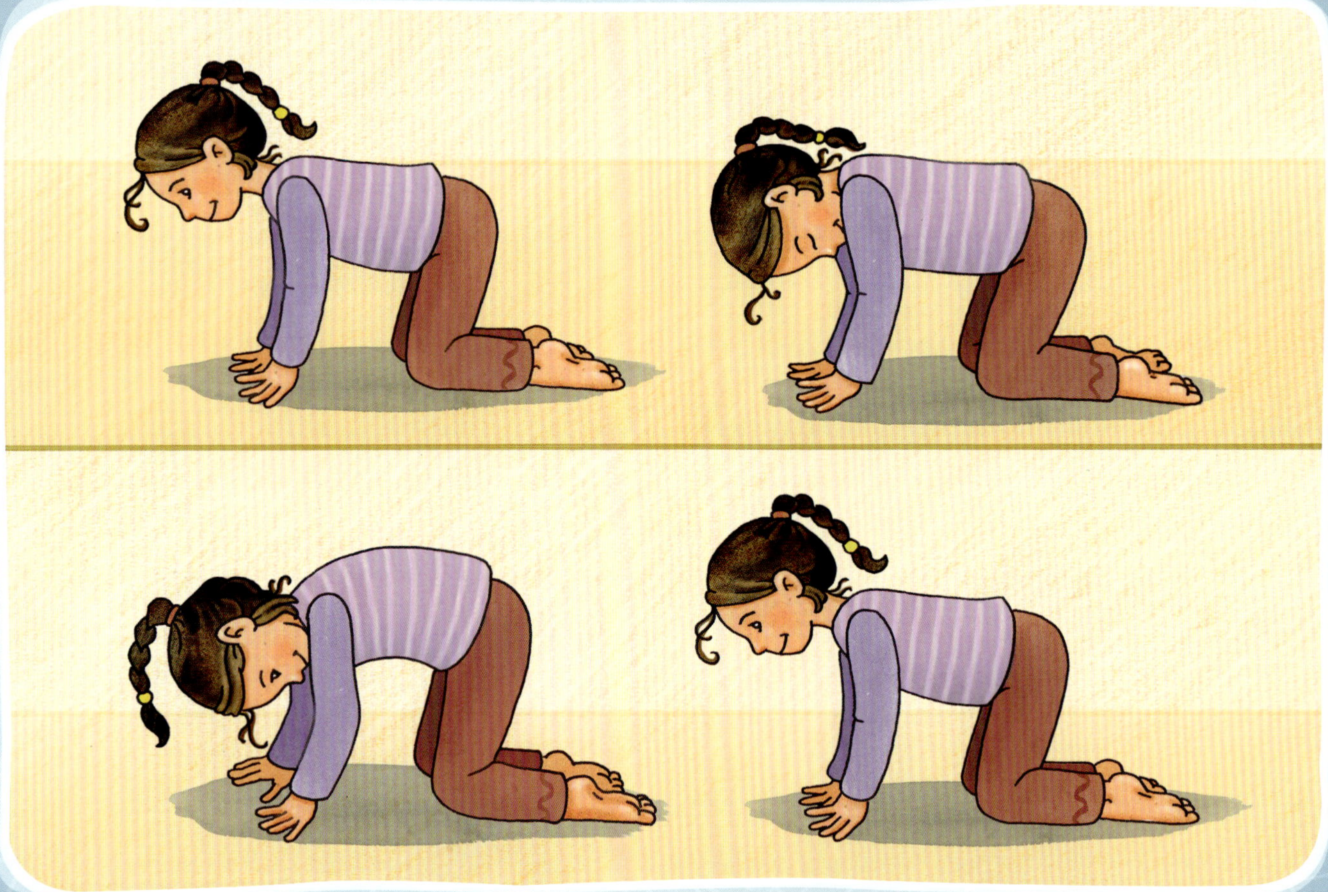

Mache einen Katzenbuckel

Du stehst auf deinen vier Tatzen.
Der Rücken gerade gestreckt.
Dann machst du es so wie die Katzen:
Erst Buckel, dann Schnäuzchen geleckt.

Stärkt den Rücken

1

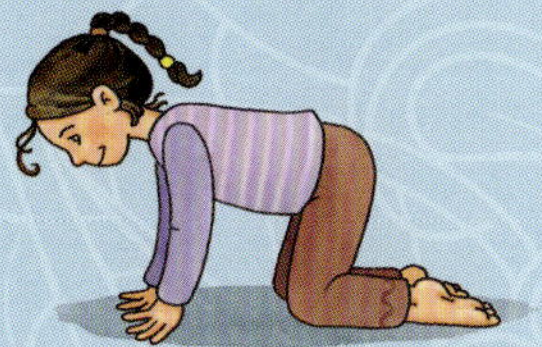

Knie dich hin, auf alle Viere. Ruhig und fest stehen deine vier Tatzen auf dem Boden. Die Hände sind genau unter den Schultern, Finger nach vorne. Dein Rücken ist lang und ganz gerade.

2

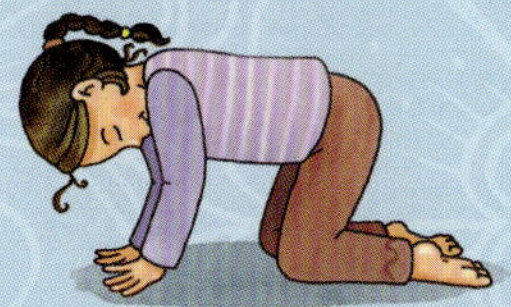

Jetzt lässt du deinen Kopf entspannt nach unten hängen. Atme ruhig und tief durch die Nase ein.

3

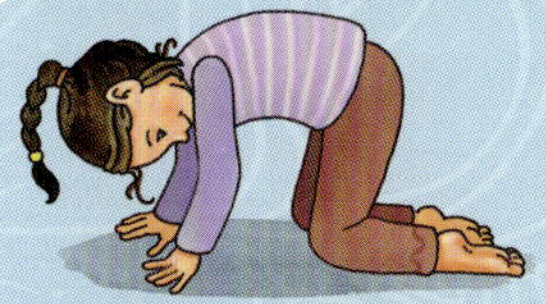

Atme aus und mache dabei einen Katzenbuckel. Strecke dabei deinen Rücken so hoch, als wolltest du damit die Decke berühren. An dieser Katze kommt keiner vorbei! Vielleicht magst du auch fauchen.

4

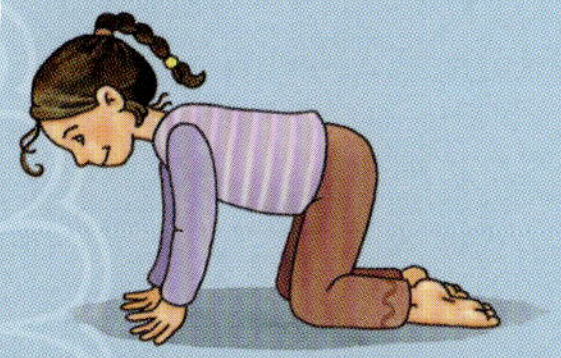

Atme wieder ein. Mach den Rücken dabei wieder gerade. Schlecke dir wie eine Katze mit der Zunge über die Oberlippe und schnurre. Wiederhole die Übung achtmal.

Die Kuh: Warme Sonne, grünes Gras

Zum Ankommen

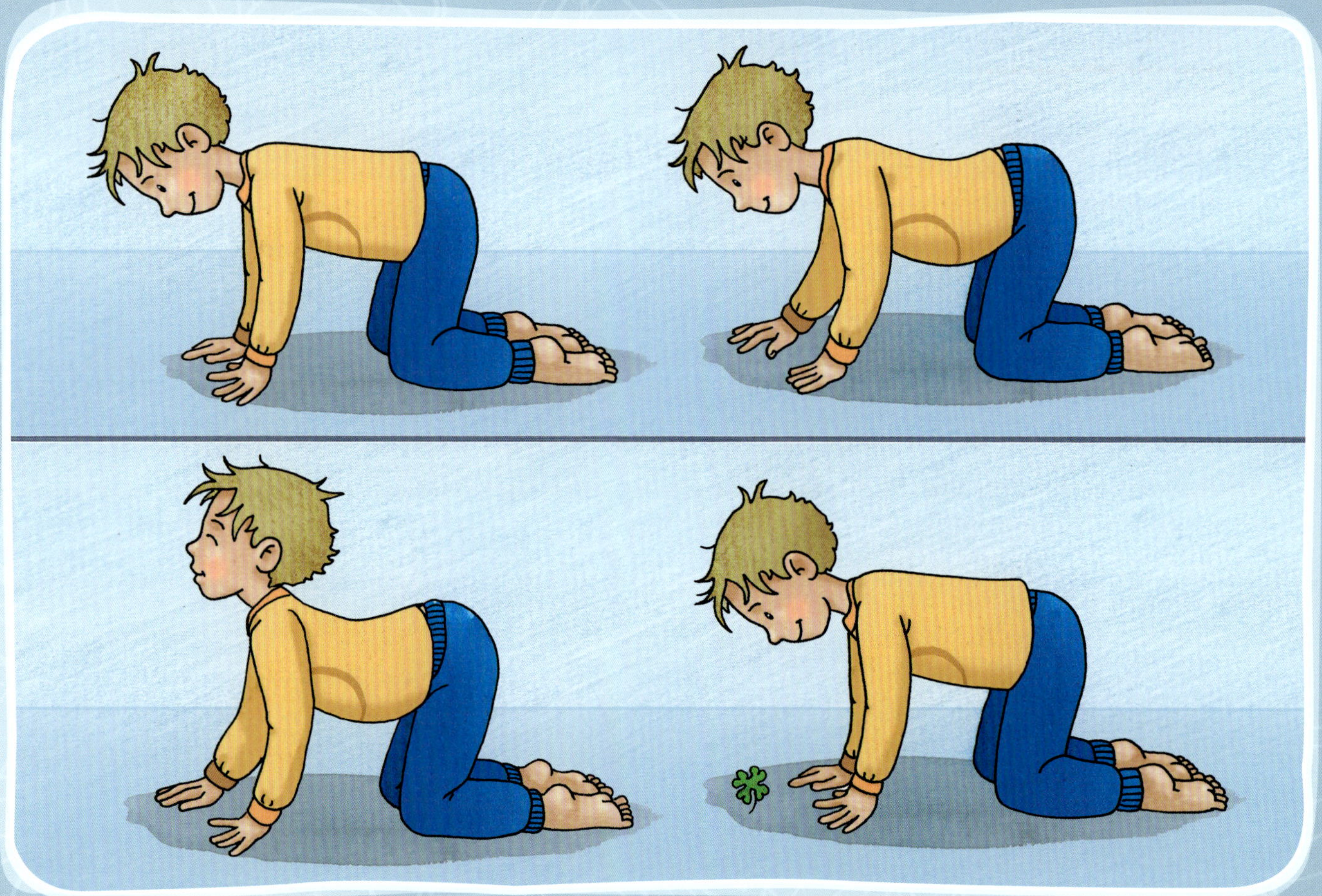

Die Kuh: Warme Sonne, grünes Gras

Hoch auf dem Berg, hier weidest du
Auf der Wiese und machst „Muh!"
Der Bauch zum Gras, Gesicht zum Licht,
Dann schau zum Klee, vergiss das nicht!

Stärkt den Rücken

1

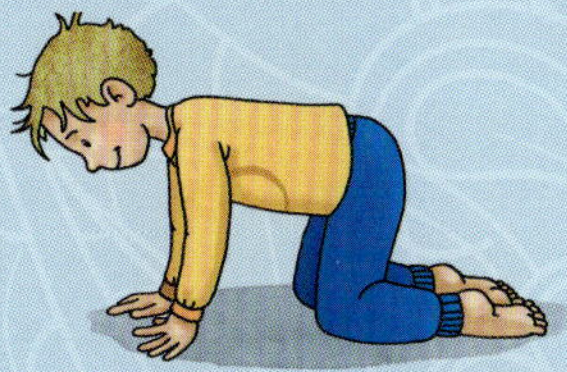

Du stehst wie eine Kuh auf deinen Hufen: Die Hände unter den Schultern, Finger nach vorne, die Knie sind deine Hinterbeine. Dein Rücken ist ganz gerade. Atme ein. Atme aus.

2

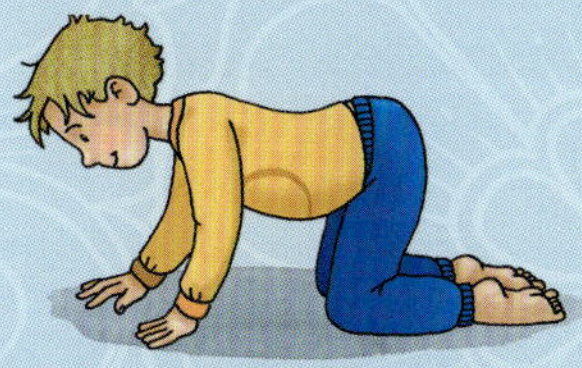

Lasse beim Einatmen den Bauch Richtung Boden sinken, sanft und vorsichtig, nicht mit Kraft!

3

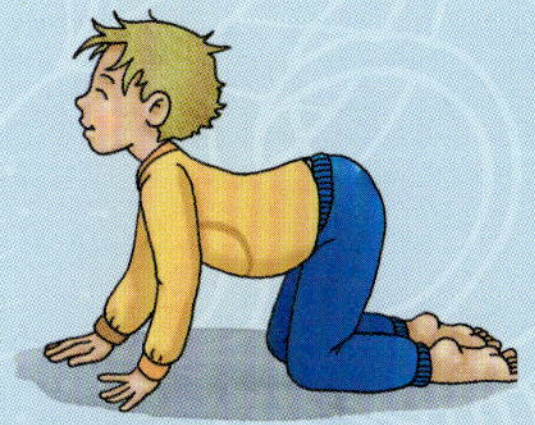

Richte den Blick zur Decke. Die Sonne scheint auf deine Stirn. Mache „Muhhhh", wie eine Kuh.

4

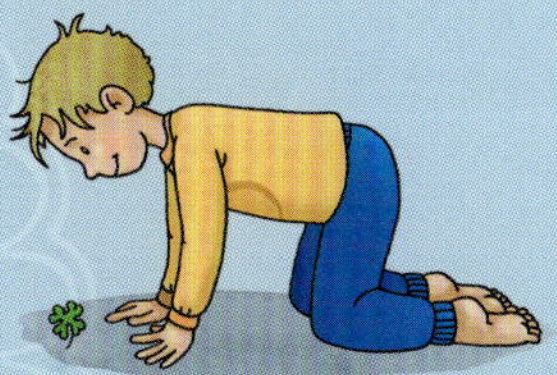

Bringe den Rücken zurück in die gerade Position. Blicke zum Boden und schau, ob der leckere Klee ein Stück gewachsen ist. Wiederhole die Übung viermal.

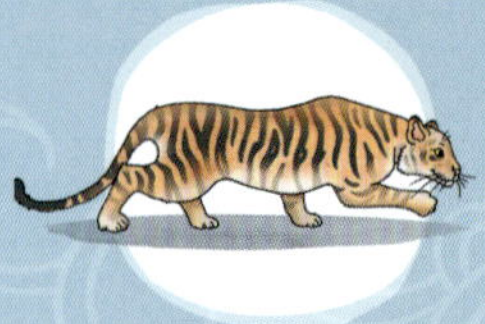

Geschmeidig wie ein Tiger

Zum Ankommen

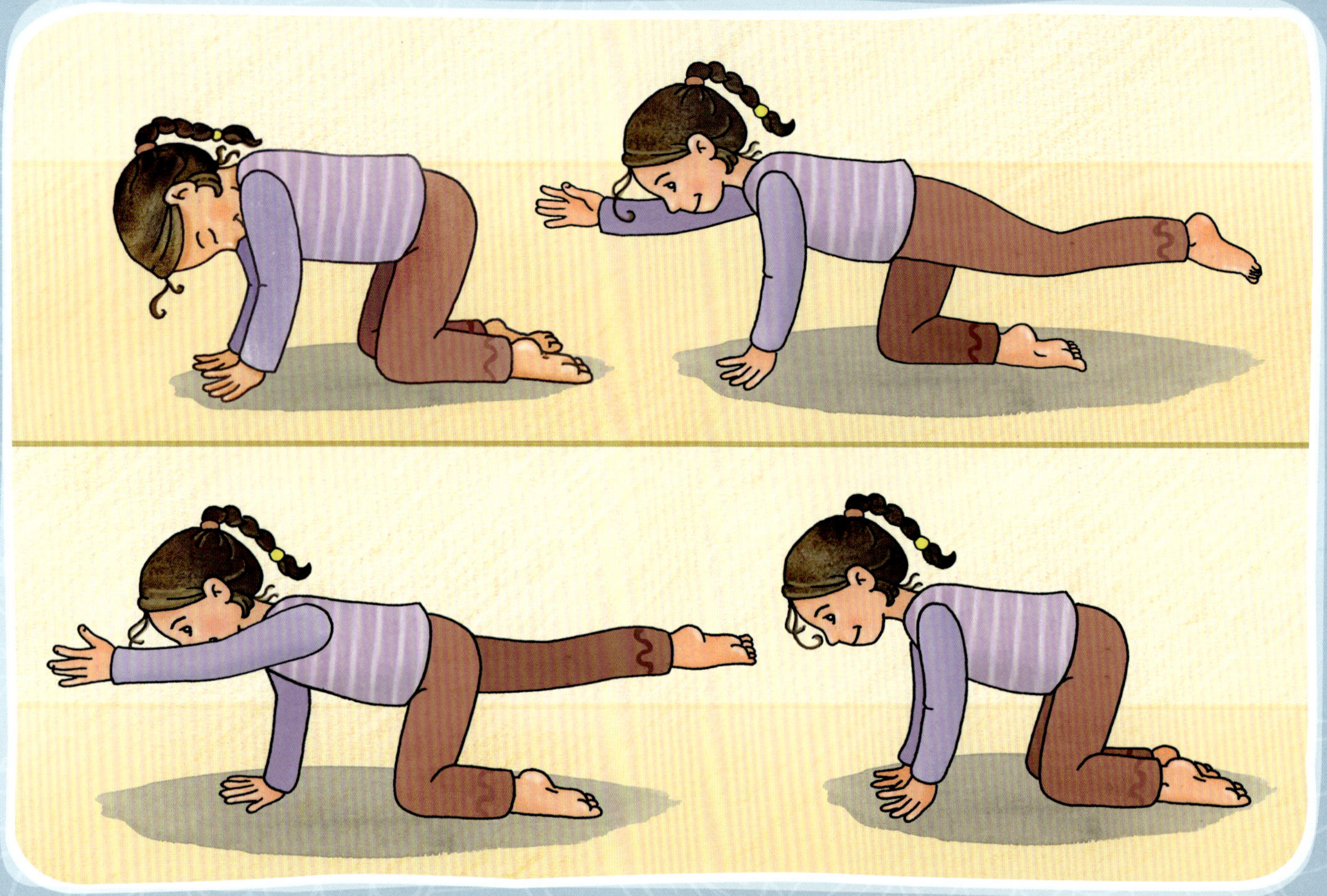

Geschmeidig wie ein Tiger

Wie ein Tiger stehst du auf allen Vieren.
Das kennst du ja schon von den andere Tieren.
Schlüpf mit dem Arm und dem anderen Bein
In dein gestreiftes Tigerfell rein.

Stärkt den Rücken

1

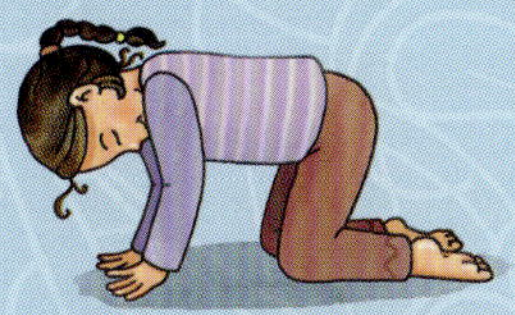

Du bist ein Tiger und streifst durch den Urwald. Stelle dich locker auf deine vier Pfoten. Lass deinen Kopf nach unten hängen.

2

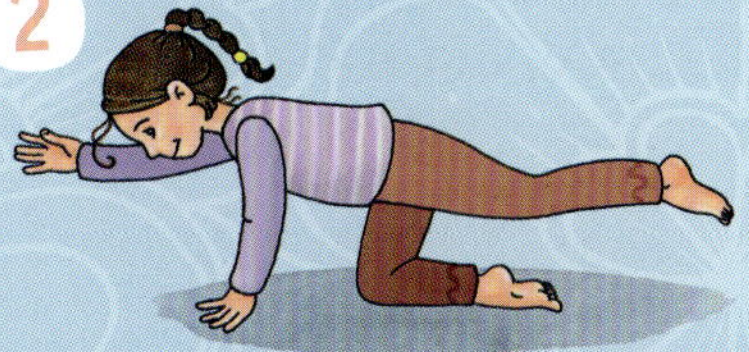

Hebe deinen Kopf wieder hoch. Dein Rücken ist dabei ganz gerade. Strecke den rechten Arm nach vorn und das linke Bein nach hinten. Der Rücken wird dabei ganz gerade und ganz lang. Dein Tigerfell wird in die Länge gezogen.

3

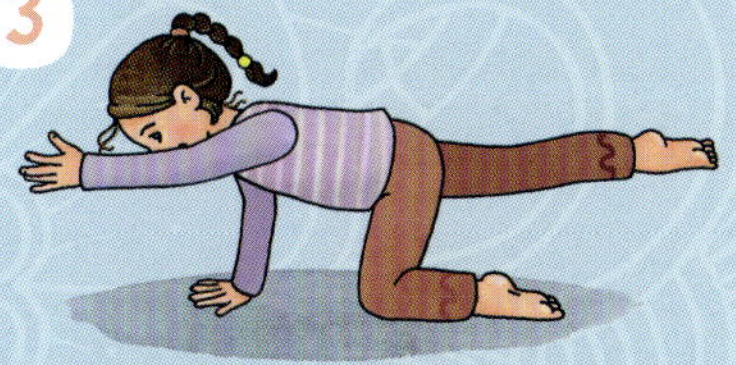

Komm wieder auf alle Viere. Dann streckst du das andere Bein nach hinten und den anderen Arm nach vorne. Wieder bist du ganz lang. Versuche dich noch länger zu machen.

4

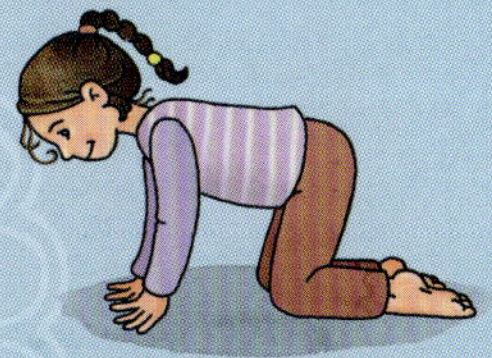

Stelle deine vier Pfoten wieder auf den Boden. Wiederhole diese Übung achtmal. Wenn du fertig bist, fauche wie ein Tiger. Krrrr!

Die Libelle: Trinke aus dem Bach

Zum Ankommen

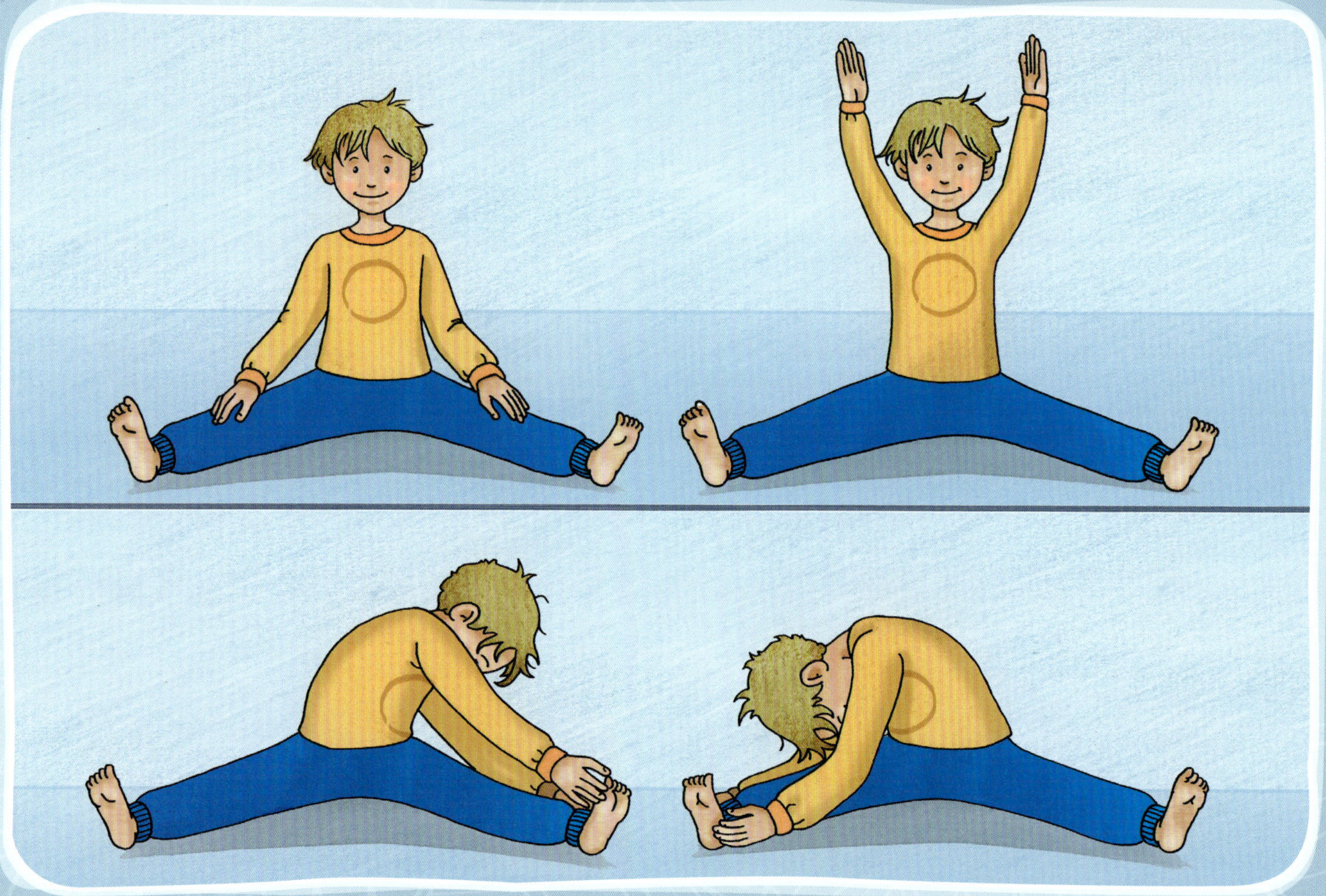

Die Libelle: Trinke aus dem Bach

Beine weit, sitz hoch gestreckt,
Libellenflügel rauf gereckt.
Beug dich lang zu deinem Bein,
Willst ganz nah am Bächlein sein.

Gut für den Bauch

1

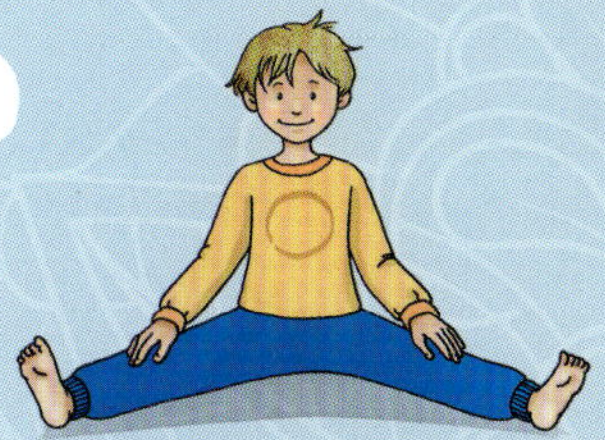

Sitze aufrecht, die Beine gestreckt und gegrätscht, nur so weit, dass es nicht weh tut. Die Hände liegen locker auf den Oberschenkeln.

2

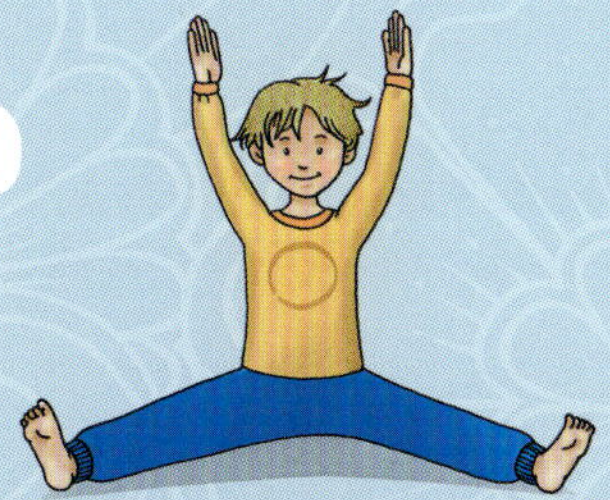

Strecke beide Arme neben den Ohren bis hoch in die Luft. Mach dich so lang du kannst. Lang, lang und noch länger wie ein Libellenkörper. Der Po bleibt fest auf dem Boden.

3

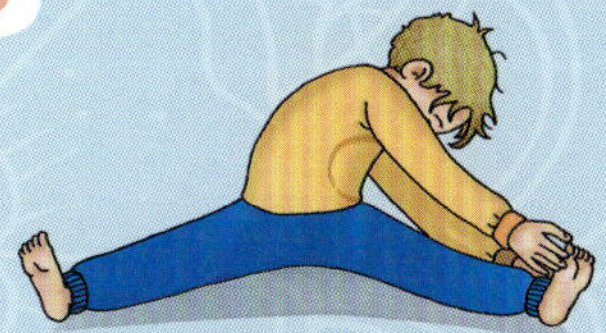

Beuge dich mit den gestreckten Flügeln zu deinem rechten Bein. Kannst du deinen Fuß erreichen? Bleibe hier und atme viermal ein und aus. Stell dir vor, du trinkst dabei aus einem klaren Bach.

4

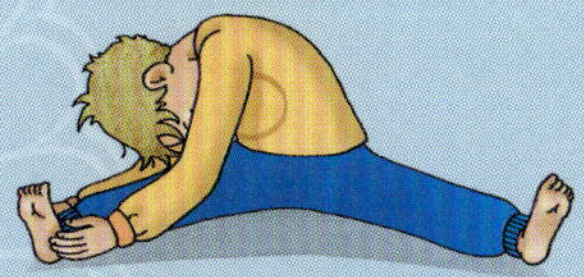

Richte deinen Oberkörper mit gestreckten Armen wieder auf und beuge dich zum anderen Bein. Bleibe auch hier für vier tiefe Atemzüge und komme zurück zur Mitte. Wie erfrischend das Wasser schmeckt!

Sei ein Hund

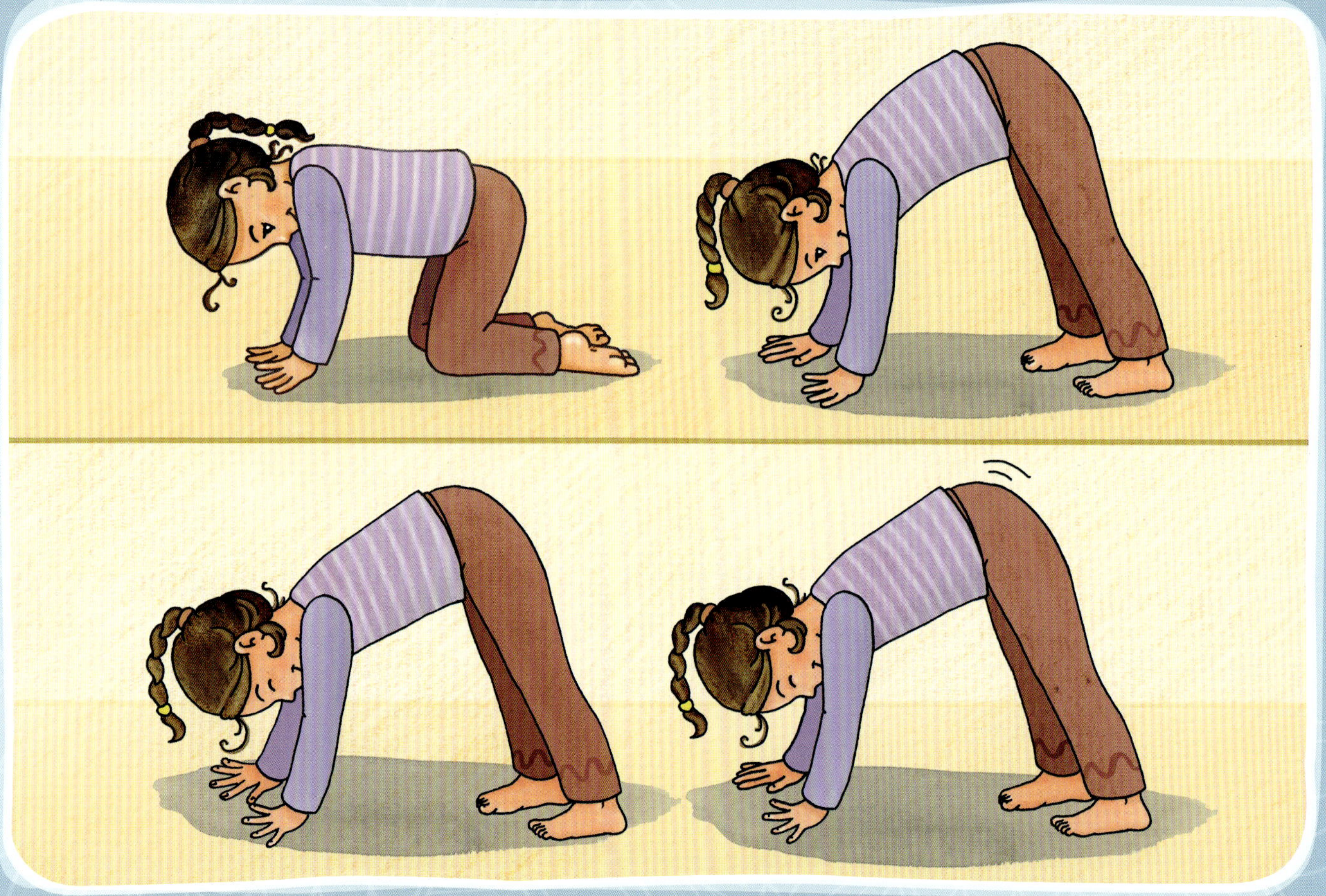

Sei ein Hund

Pfoten vorne, Pfoten hinten, darauf steht der Hund.
Streck die Beine, spreiz die Finger, der Kopf hängt Richtung Grund.
Deinen Po streck hoch hinauf, atme ein und aus.
Jetzt bist du ein echter Hund. Wo ist dein Hundehaus?

Belebt

1

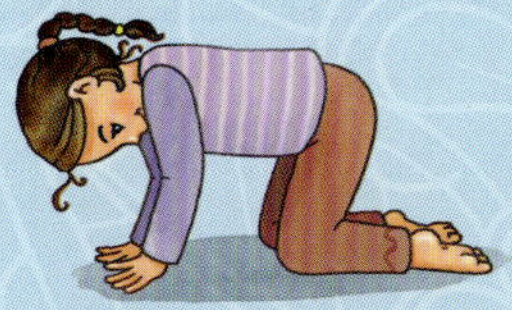

Stelle dich auf alle Viere: Hände und Füße sind auf dem Boden. Lass deinen Kopf locker hängen.

2

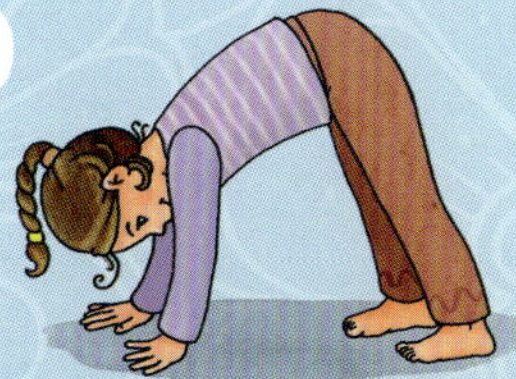

Strecke nun die Beine ganz durch und hebe dabei den Po weit nach oben. Wenn es geht, sind deine Fersen fest auf dem Boden. Der Kopf hängt immer noch.

3

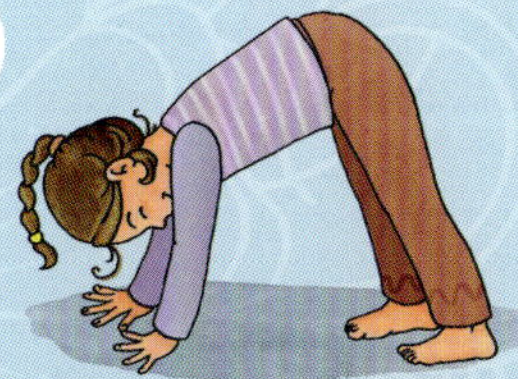

Deine vier Pfoten stehen stabil auf der Erde. Deine Finger sind weit gespreizt, damit du gut balancieren kannst. Dein Rücken ist ganz lang.

4

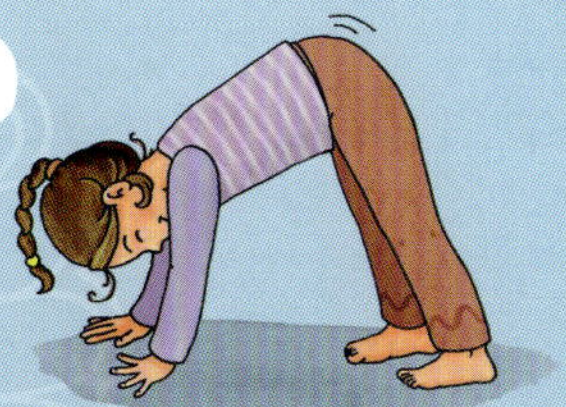

Versuche, den Po immer höher zu strecken. Bleibe so lange in der Übung, wie es deine Kraft erlaubt. Atme tief und ruhig. Vielleicht kannst du am Ende der Übung mit dem Schwanz wedeln. Probiere es mal aus! Wenn du noch Kraft hast, starte die Übung noch einmal.

Der Strauß: Kopf runter

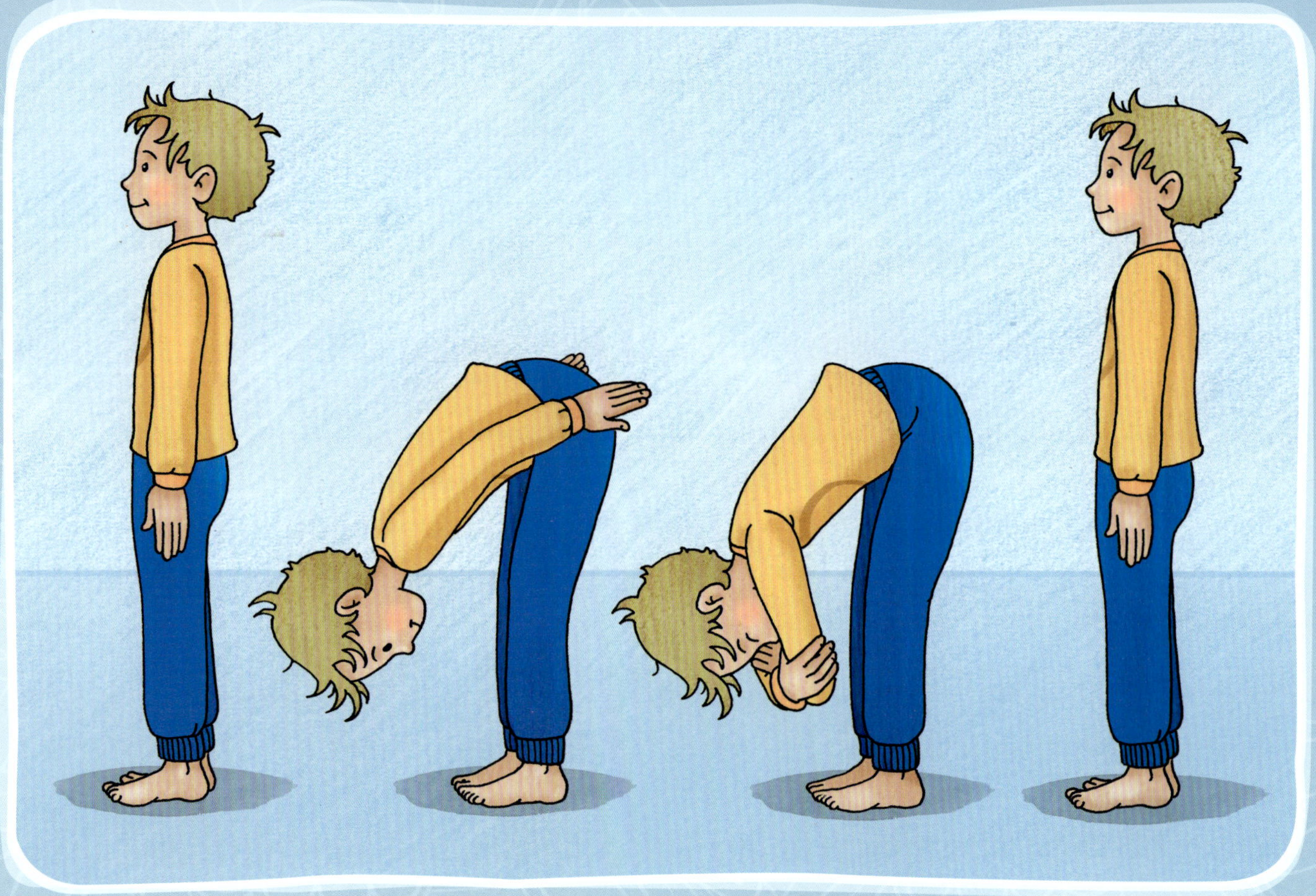

Der Strauß: Kopf runter

Stolz steht er, der Vogel Strauß,
Beugt sich und streckt seine Federn raus.
Schwer hängt nun der Kopf im Sand.
Hättest du das Tier erkannt?

Verbessert die Konzentration

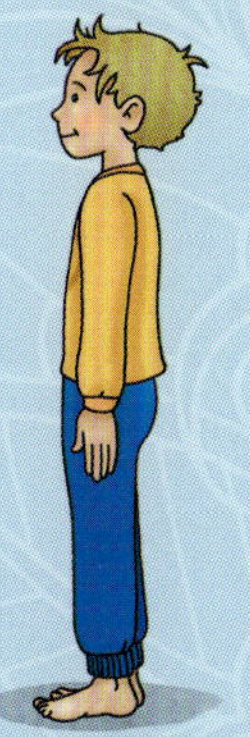

1

Stehe ganz gerade. Presse die Oberschenkel kraftvoll gegeneinander. Strecke die Arme gerade seitlich am Körper nach unten.

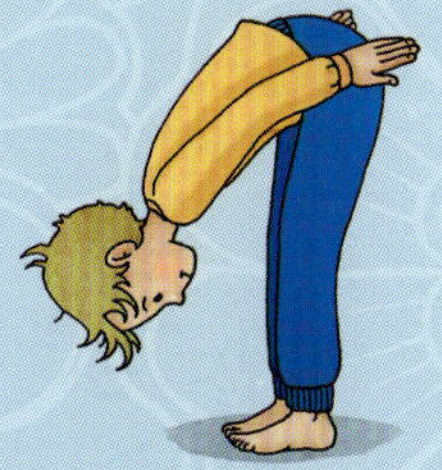

2

Beuge dich mit gestreckten Beinen von der Hüfte aus nach unten. Stelle dir dabei vor, du würdest dich über eine Turnstange legen. Lass den Oberkörper lang, wie der Hals des Vogel Strauß so lang. Die Beine und Arme bleiben angespannt.

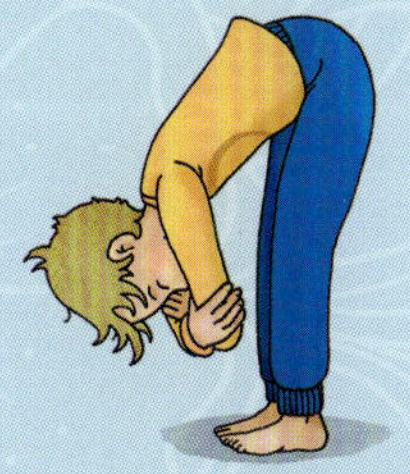

3

Greife mit deinen Händen nach deinen Ellbogen und lasse Arme, Rücken und Kopf locker nach unten hängen, schwer und entspannt. Die Beine bleiben stark und fest. Atme hier ein und aus, viermal.

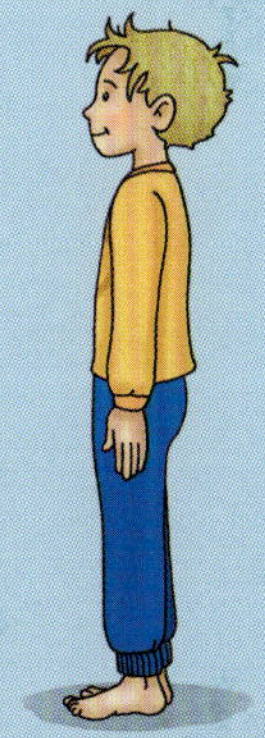

4

Dann komme mit festen Beinen wieder hoch und schau, ob sich die Welt verändert hat.

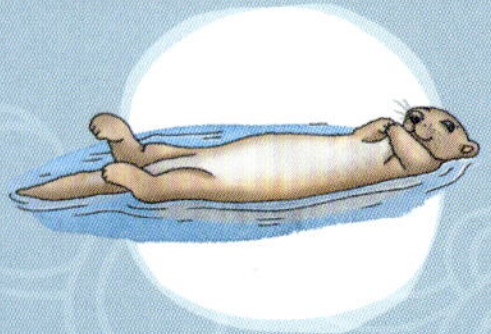

Der Otter: Rückenschwimmen

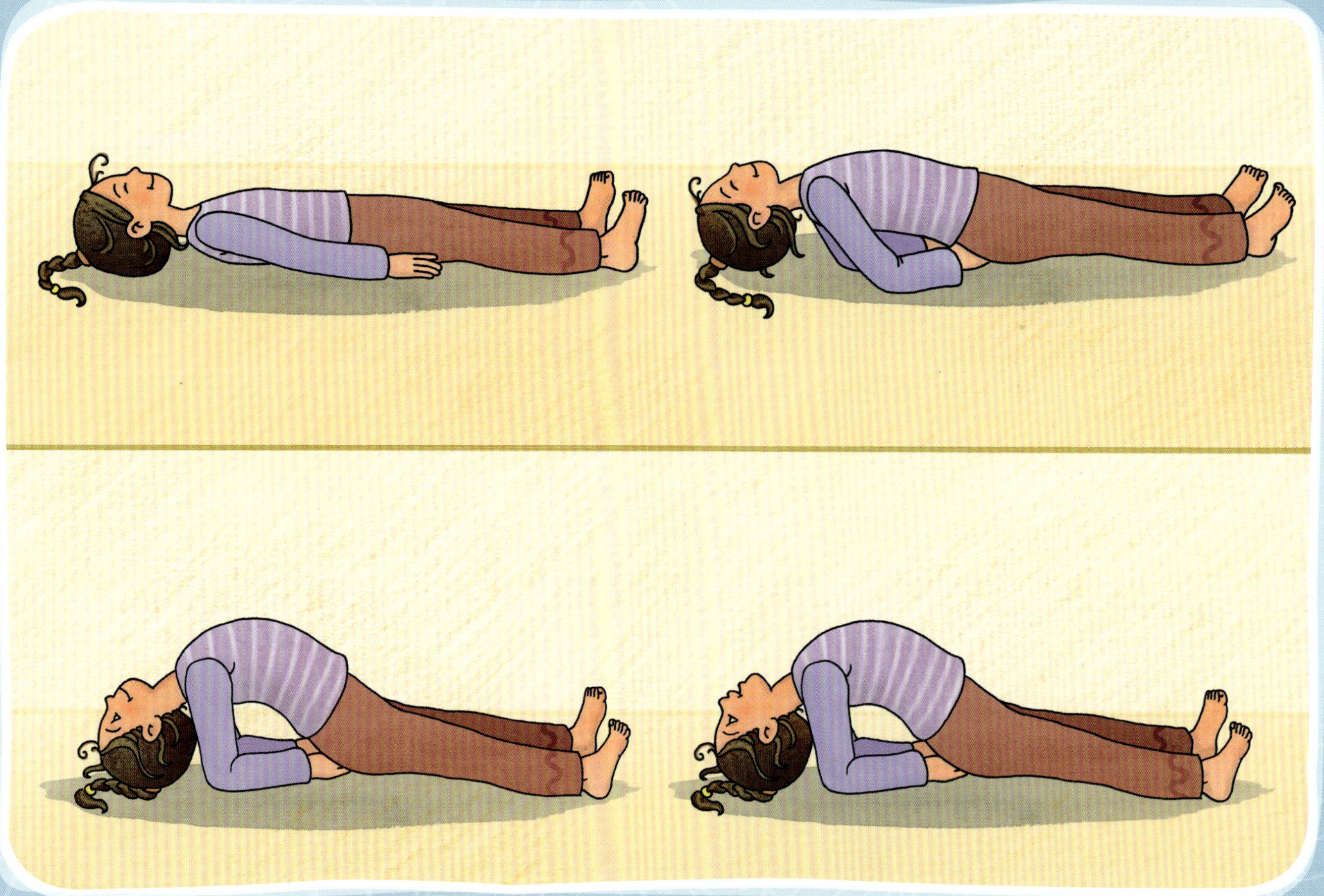

Der Otter: Rückenschwimmen

Lieg am Boden ganz flach,
Hände unter den Po und bleib wach!
Reck' das Herz hoch hinaus.
Atme ein. Atem aus.

Stärkt den Rücken

1

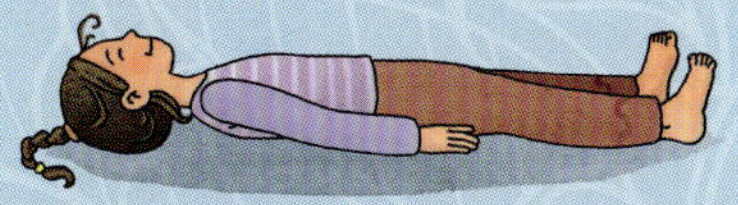

Lege dich flach mit dem Rücken auf den Boden. Die Arme liegen eng am Körper und die Hände mit den Handflächen nach unten. Schiebe sie unter den Po. Schließe die Augen. Nicht lauern!

2

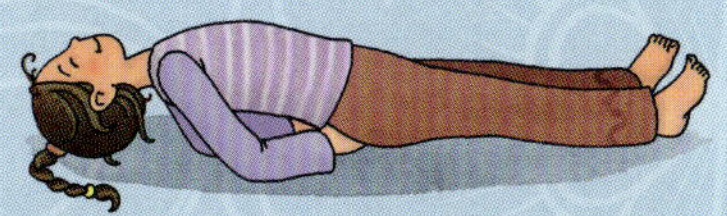

Stütze dich auf die Ellbogen, deine Hände bleiben unter deinem Po.

3

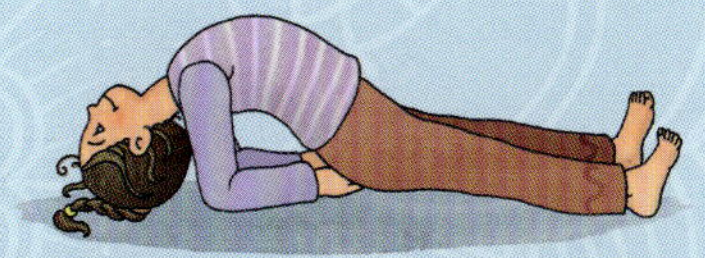

Strecke deinen Brustkorb zur Decke, als wolltest du ihn wie beim Rückenschwimmen über die Wasseroberfläche heben. Der Kopf bleibt locker nach hinten hängen. Wenn du jetzt die Augen öffnest, siehst du die Welt verkehrt herum!

4

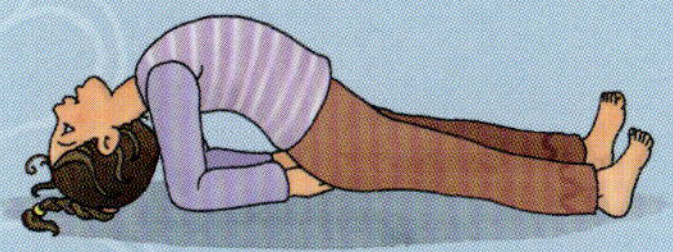

Öffne den Mund und lasse ein langes „Ahhhh" heraus. Und dann noch ein tiefes „Uhhhhh"! Wie fühlt sich deine Stimme an? Spürst du ein Kribbeln?

Kompakt wie eine Heuschrecke

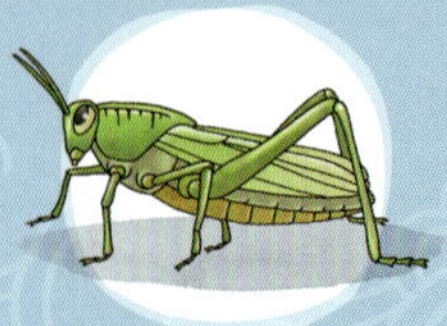

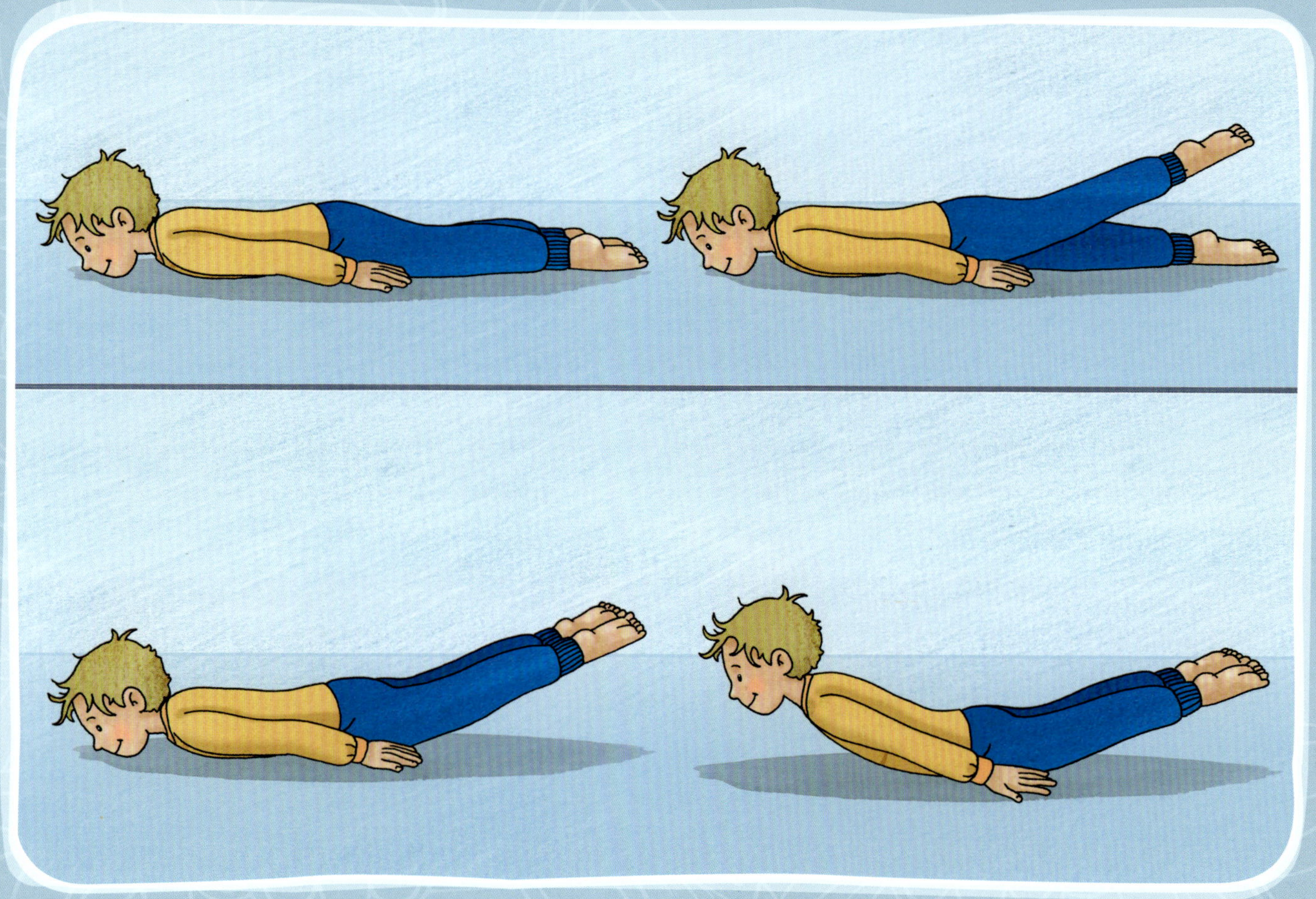

Kompakt wie eine Heuschrecke

Lieg auf dem Bauch und lieg auf dem Kinn,
Leg auch die Arme ganz kraftvoll dahin.
Heb Kopf und Beine, das ist das Ziel.
Heuschreck reck dich, sei fest und stabil!

Stärkt den Po

1

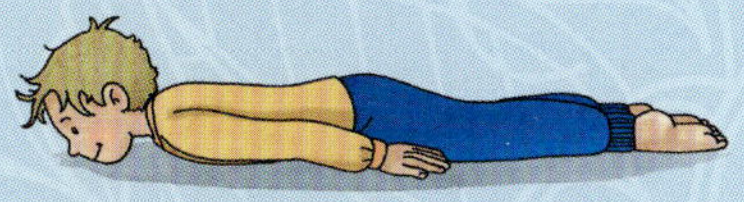

Du liegst auf dem Bauch. Presse deine Arme neben dem Rumpf auf den Boden. Deine Hände deuten Richtung Boden. Lege den Kopf auf deinem Kinn ab.

2

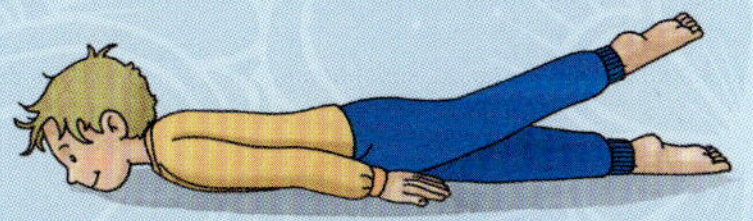

Atme ein und hebe dabei ein Heuschrecken-Bein hoch. Das Bein ist ganz gerade. Alle anderen Körperteile bleiben am Boden. Beim Ausatmen das Bein ablegen. Nun ist das andere Heuschrecken-Bein an der Reihe.

3

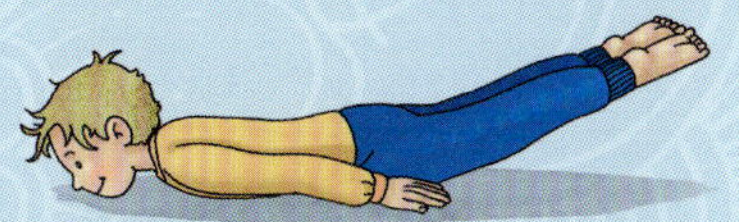

Hebe nun beide Beine in die Höhe und halte sie, während du atmest: ein und aus.

4

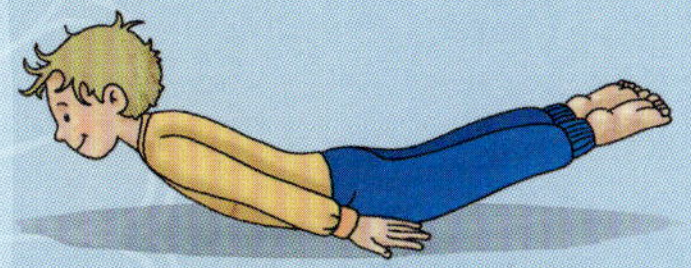

Nun hebe auch Kopf und Oberkörper hoch. Die Arme bleiben auf den Boden gepresst. Vergiss nicht, zu atmen, ruhig und gleichmäßig.

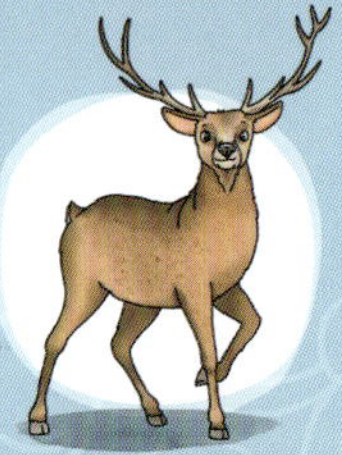

Sei ein Hirsch

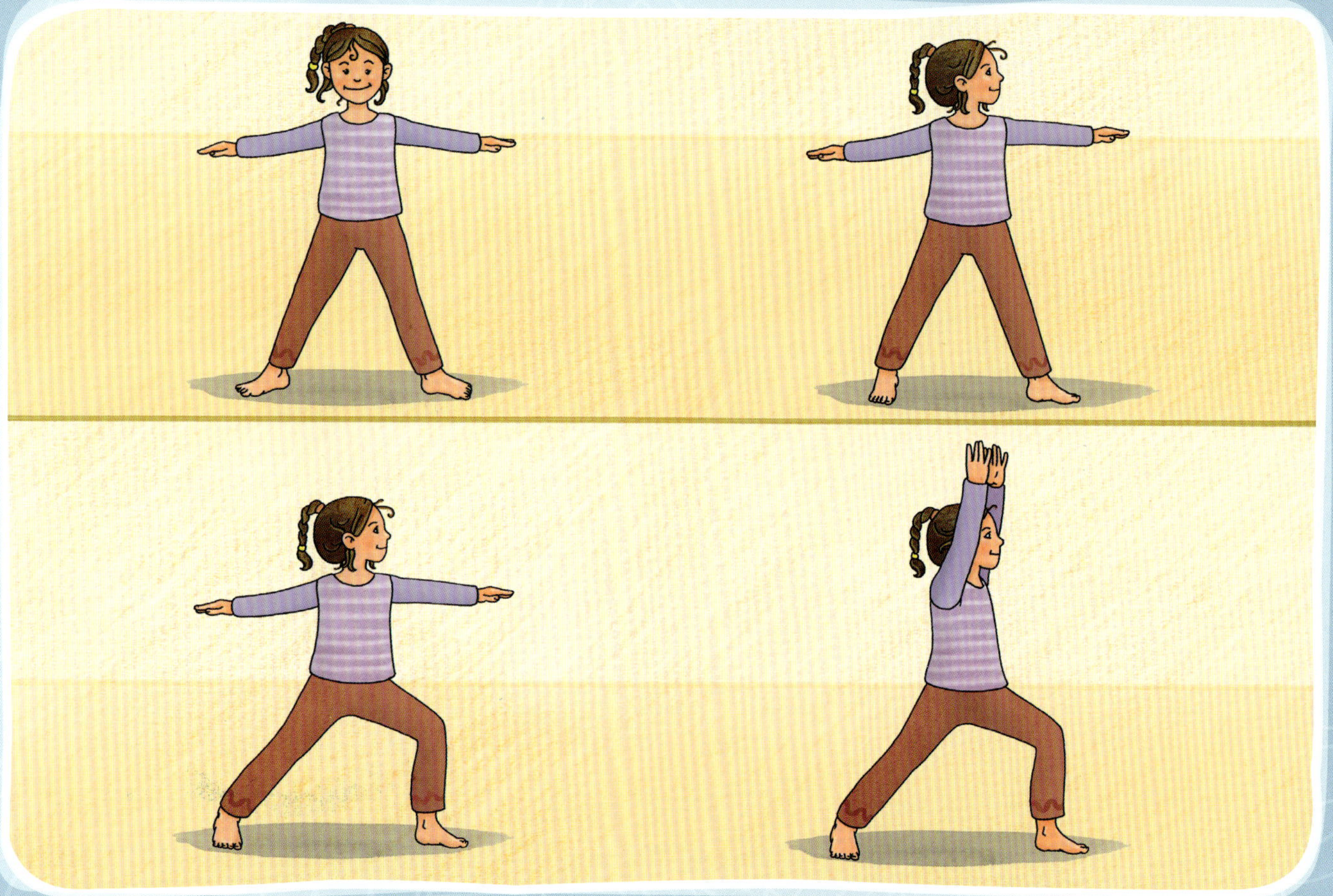

Sei ein Hirsch

Du stehst fest, ein Hampelmann.
Oh, wie weit man schauen kann!
Beuge nun das vordre Bein.
Im Wald wirst du der König sein.

Gibt Kraft

1

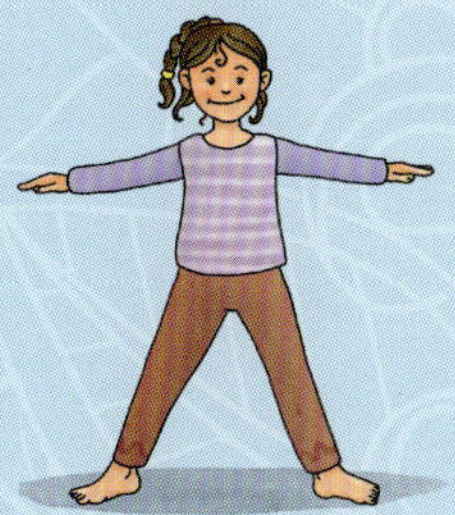

Stehe stabil in einer gegrätschten Haltung und strecke die Arme zur Seite aus. Die Handflächen zeigen nach unten. Die Fußspitzen stehen unter den Handgelenken.

2

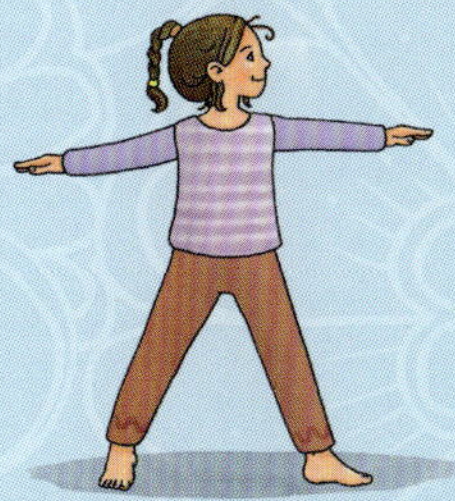

Trage mit geradem Kopf stolz dein Hirschgeweih. Richte den Blick über einen Arm in die Ferne. Den Fuß darunter drehe so, dass die Zehen in die gleiche Richtung zeigen.

3

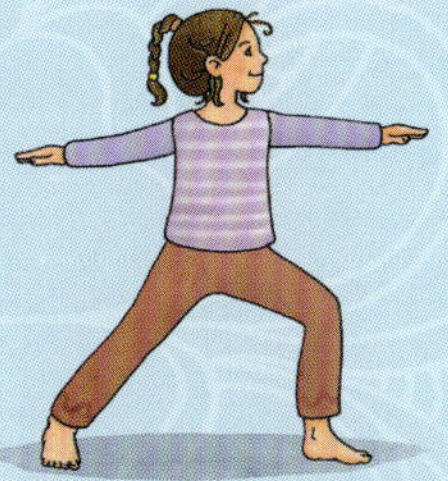

Beuge das vordere Bein, bis der Oberschenkel fast parallel zum Boden ist. Das Knie schaut nach vorne, wie dein Blick. Das hintere Bein lass gestreckt. Der Fuß bleibt fest auf dem Boden.

4

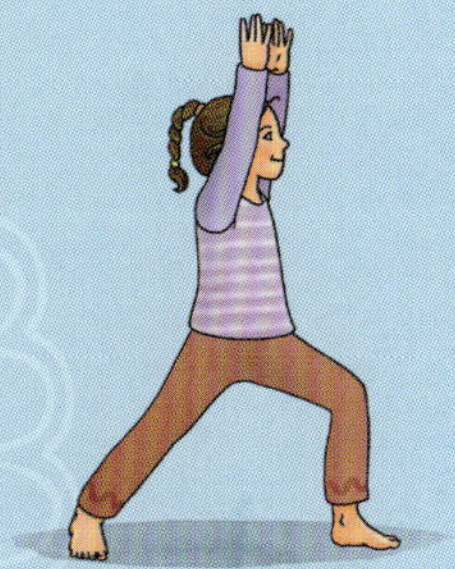

Ziehe die Arme weit auseinander und recke sie dann parallel zum Himmel hinauf Atme ein, atme aus, viermal. Fühle die Kraft des Königs des Waldes.

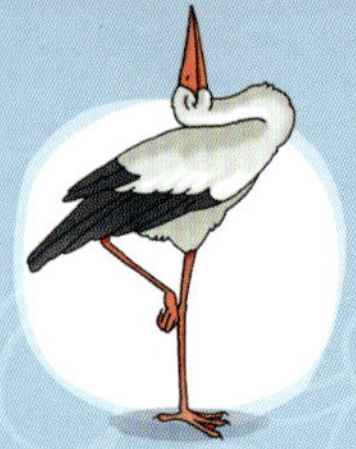

Stolz wie ein Storch

Yoga-Haltungen

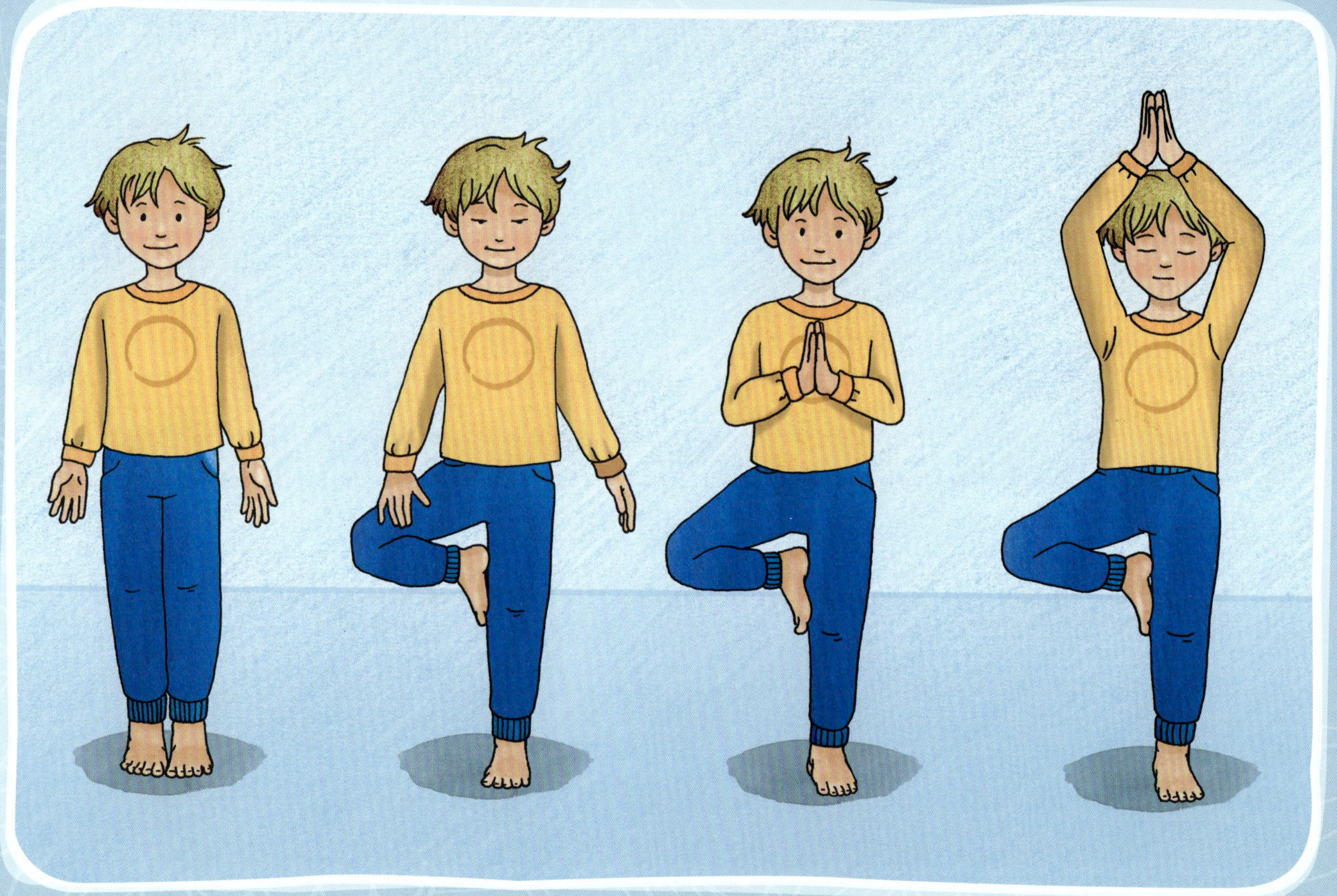

Stolz wie ein Storch

Steh gerade wie ein Baum, die Beine mach ganz fest,
Hebe einen Fuß so hoch, wie er sich heben lässt.
Drück ihn gegen deinen Schenkel, das kann wacklig sein.
Denn jetzt stehst du wie ein Storch, nur auf einem Bein.

Verbessert die Konzentration

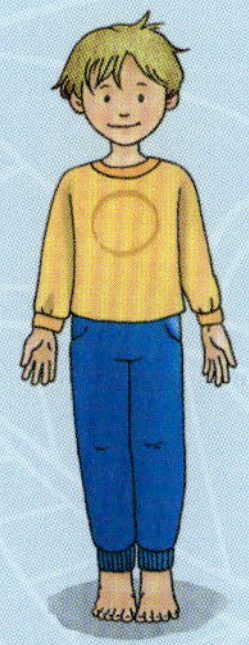

1

Du stehst gerade und ruhig. Konzentriere dich auf deine Füße. Sie berühren sich. Deine Beine sind stark und fest und fühlen sich an, als hättest du nur ein Bein.

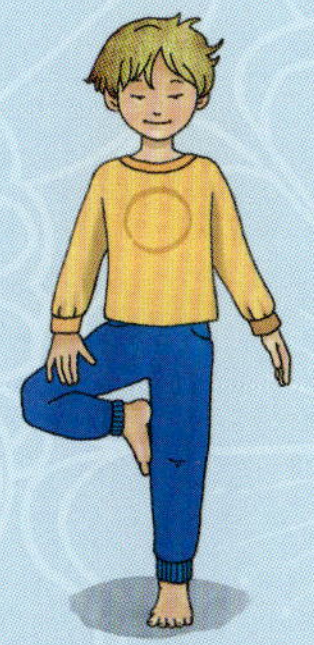

2

Hebe einen Fuß seitlich hoch. Du kannst mit der Hand helfen. Stemme ihn seitlich, gegen den Oberschenkel. Mit Kraft. Nicht gegen das Knie! Schaue dabei auf einen Punkt in der Ferne. Das hilft, damit du nicht umkippst.

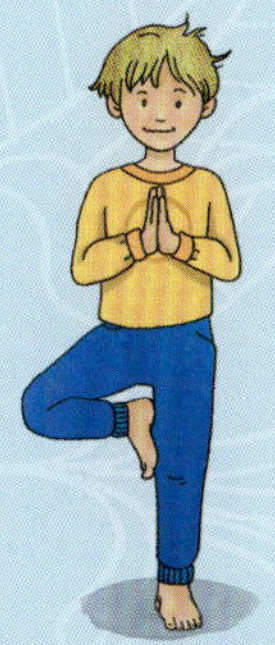

3

Lege die Händflächen vor der Brust gegeneinander.

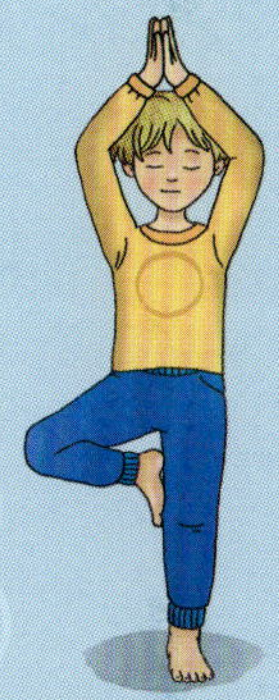

4

Strecke sie mit geschlossenen Händen über den Kopf, wie der Storch seinen Schnabel. Schaffst du es, deine Augen zu schließen? Nun wiederholst du die Übung mit dem anderen Bein. Klappt das genauso gut?

Die Giraffe: Mach dich ganz lang

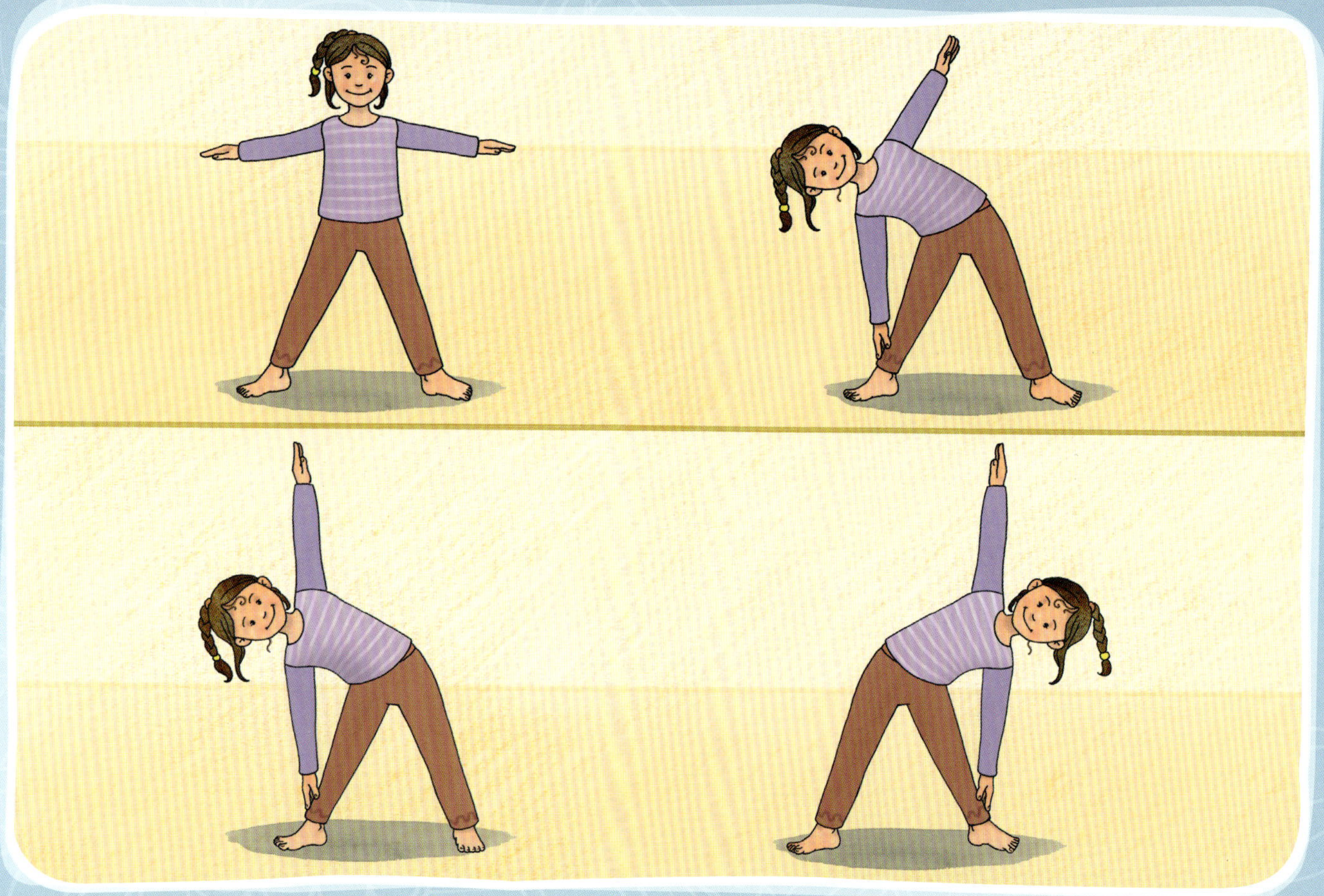

Die Giraffe: Mach dich ganz lang

Steh fest auf den Giraffenbeinen,
Beug den Rumpf bis zu den Steinen.
Lang mach den Hals, genieß die Sicht.
Und vergiss das Atmen nicht.

Belebt

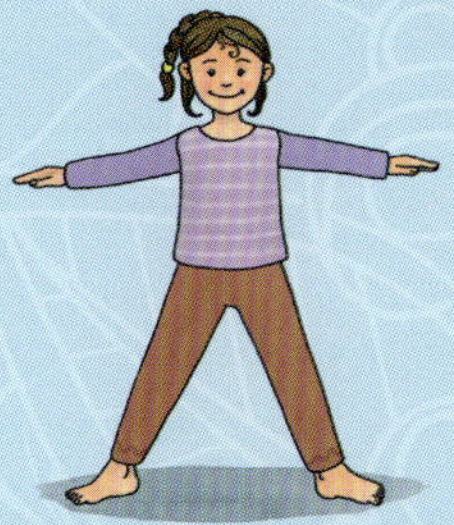

1

Stehe stabil in einer gegrätschten Haltung und strecke die Arme zur Seite aus. Die Handflächen zeigen zum Boden. Die Zehenspitzen stehen unter den Handgelenken.

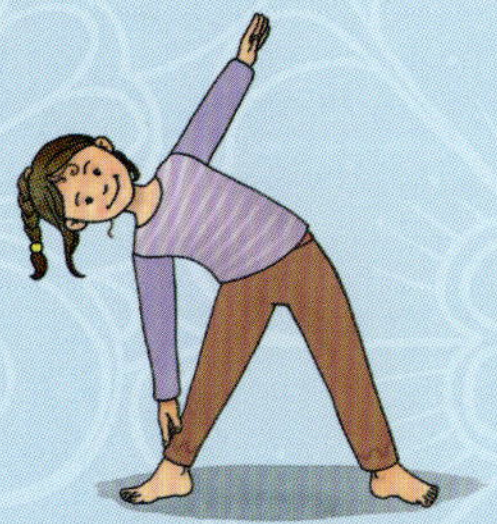

2

Atme ein und beuge dabei den Rumpf seitwärts über ein Bein. Nimm die ausgestreckten Arme mit. Jetzt zeigt ein Arm nach oben, der andere geht Richtung Boden. Lass die untere Hand auf dem Bein oder Fuß landen.

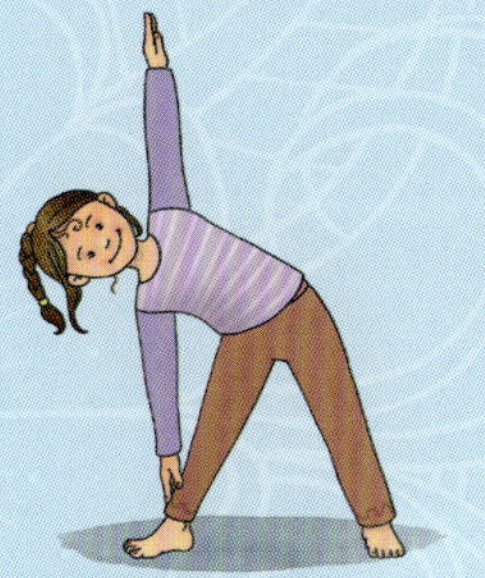

3

Strecke den anderen Arm lang über den Kopf, wie einen Giraffenhals. Führe den Arm an deinem Ohr entlang. Mach Arme und Beine lang und fest. Atme ein und atme aus. Viermal.

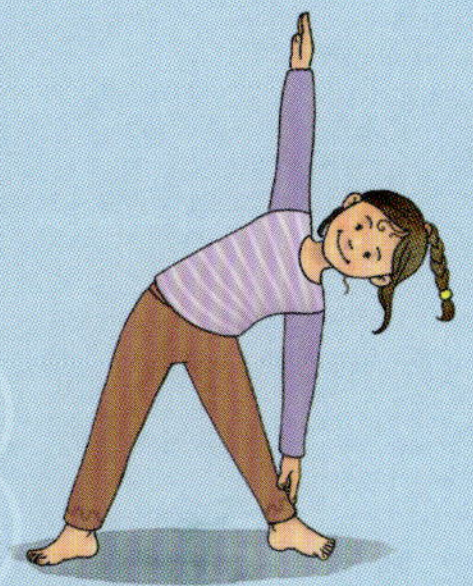

4

Richte dich wieder auf und beuge dich zur anderen Seite. Mal sehen, was es da zu entdecken gibt.

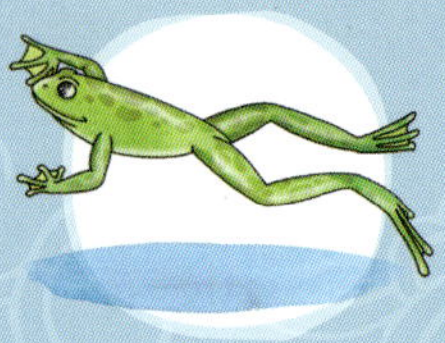

Sei ein Frosch!

Yoga-Haltungen

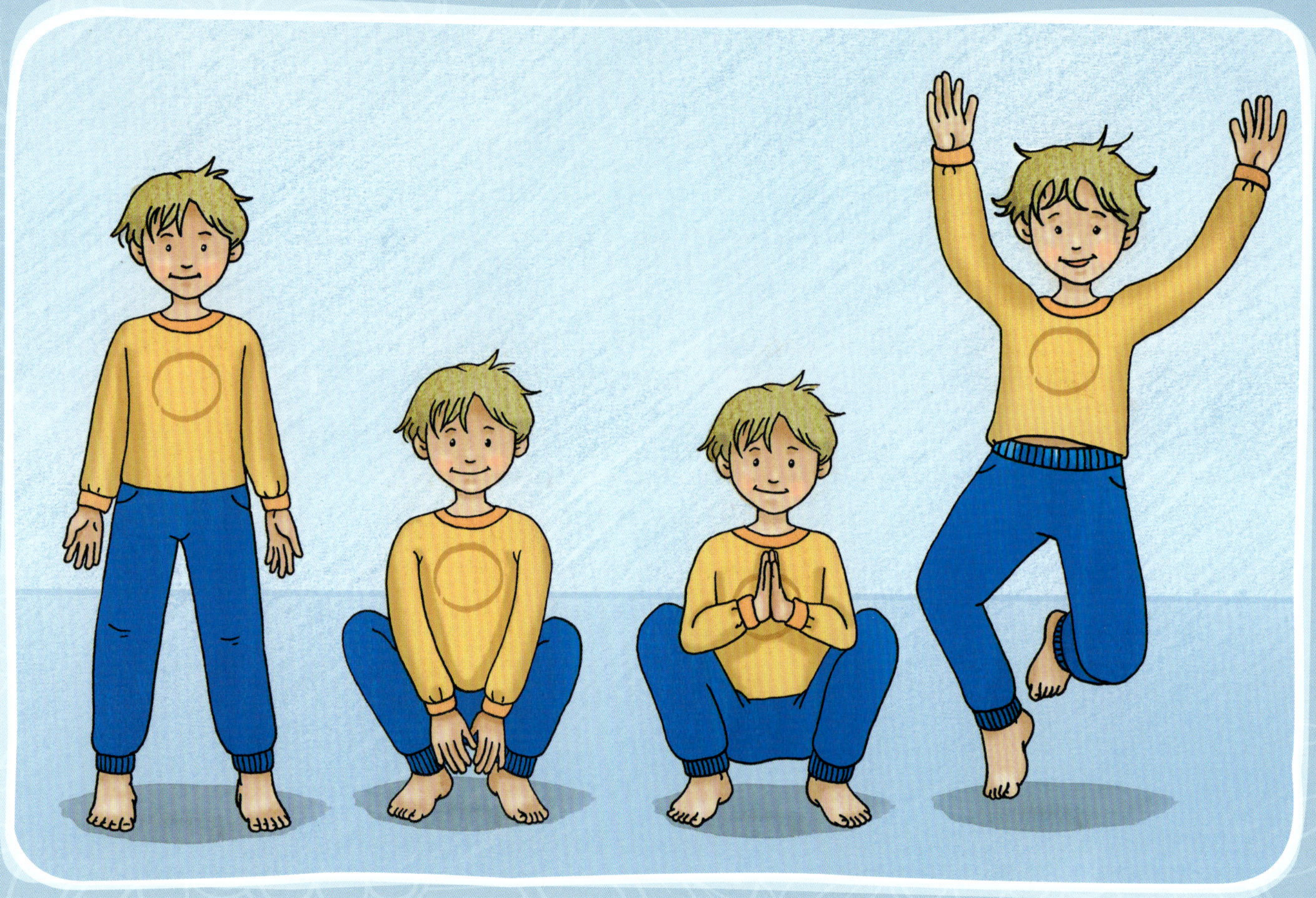

Sei ein Frosch!

**Vom Stand beugst du dich tief in die Hocke,
Der Po berührt weder Boden, noch Socke.
Mit bittenden Händen begrüße den Tag.
Frosch, mach dich lang und dann rufe: „QUAK!"**

Stärkt die Beine

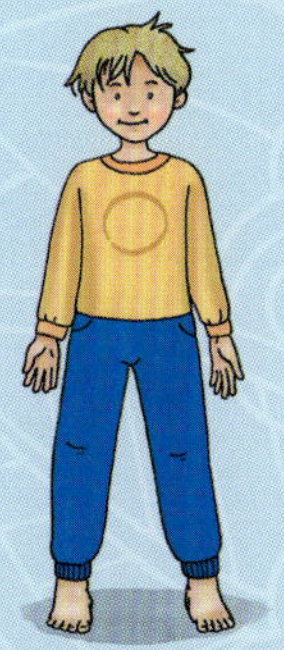

1

Stehe gerade mit festen Armen und festen Beinen wie ein Baum. Die Füße hüftbreit auseinander, die Zehen zeigen leicht nach außen.

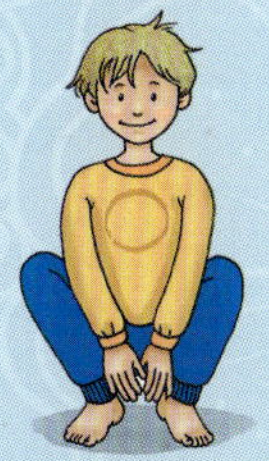

2

Beuge die Knie und setze dich in eine tiefe Hocke. Der Po geht Richtung Boden, berühre ihn aber nicht! Der Rücken bleibt ganz gerade.

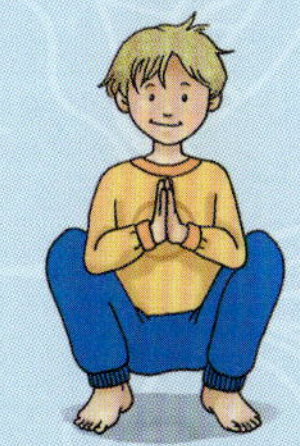

3

Bringe die Handflächen vor deinem Herz zusammen. Schiebe die Ellbogen von innen gegen deine Oberschenkel, drücke die Oberschenkel zu deinen Ellbogen.

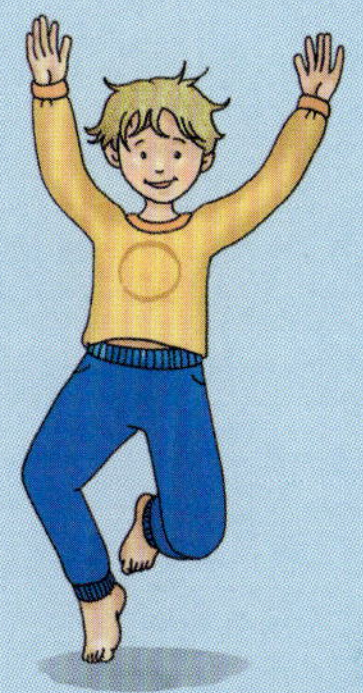

4

Kopf gehoben, Schultern nach hinten, atme tief in den Bauch, achtmal. Dann quake laut wie ein Frosch und springe mit gehobenen Armen hoch!

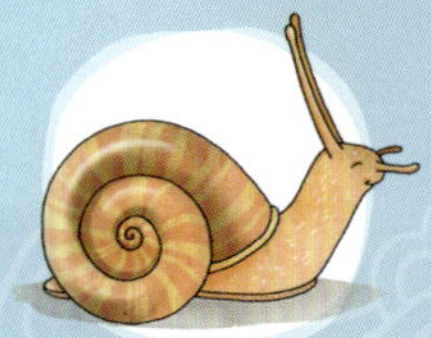

Schneckenhaus-Schaukel

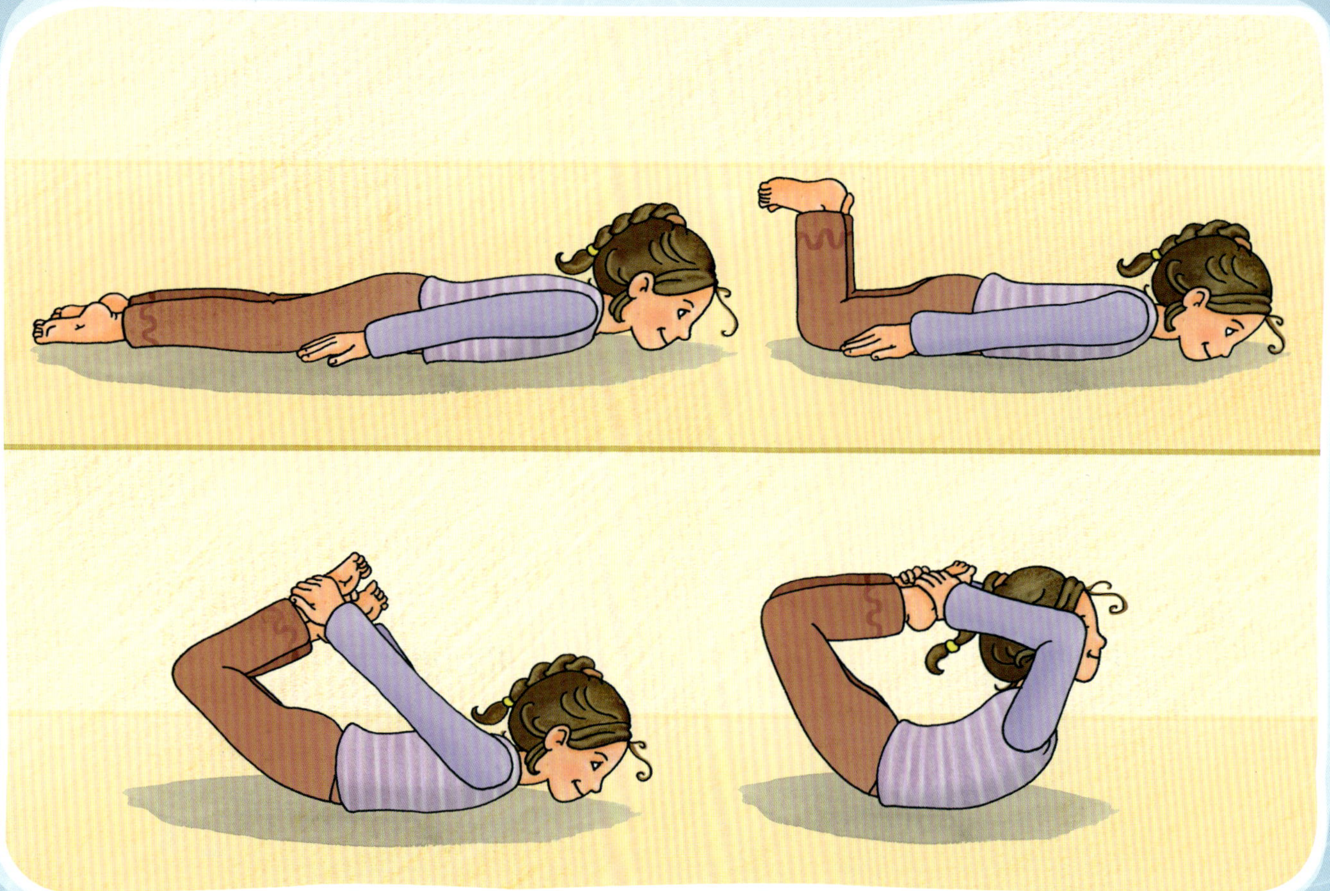

Schneckenhaus-Schaukel

Gut für den Bauch

Kleine Schnecke, lieg auf dem Bauch,
Heb deinen Kopf und die Beine beug auch.
Greif deine Füße. Zieh! Mach dich rund.
Schau aus dem Schneckenhaus: Alles ist bunt!

1

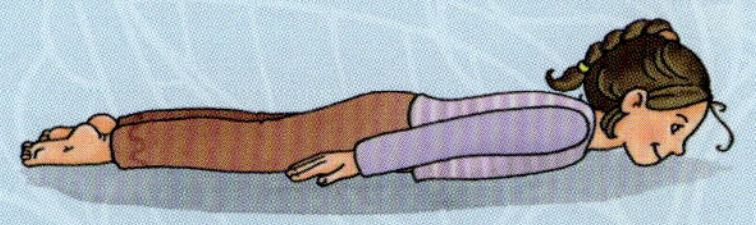

Lege dich auf den Bauch, flach wie eine Schnecke. Die Arme liegen locker neben dir.

2

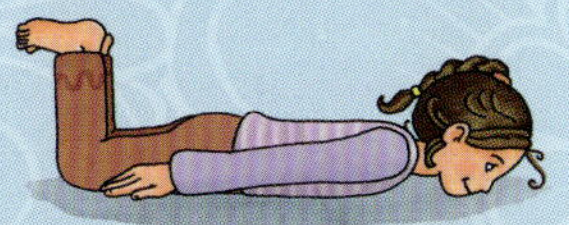

Winkle die Beine an. Sie stehen jetzt in der Luft.

3

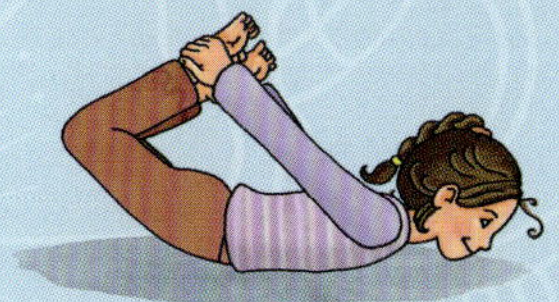

Greife mit den Händen nach deinen Füßen und halte diese ganz fest. Jetzt hast du ein Schneckenhaus auf dem Rücken.

4

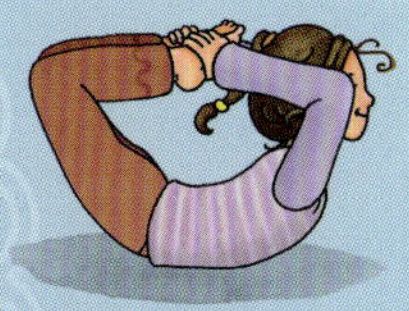

Ziehe mit den Händen an deinen Beinen. Und ziehe mit den Beinen an deinen Händen, bis du ganz rund wirst. Schaue nach vorne. Kannst du auf deinem runden Bauch vor- und zurückschaukeln? Wenn du genug hast, löse die Hände von den Fußgelenken und entspanne dich in der Bauchlage.

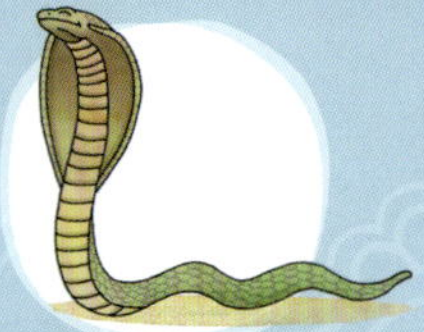

Lang wie eine Schlange

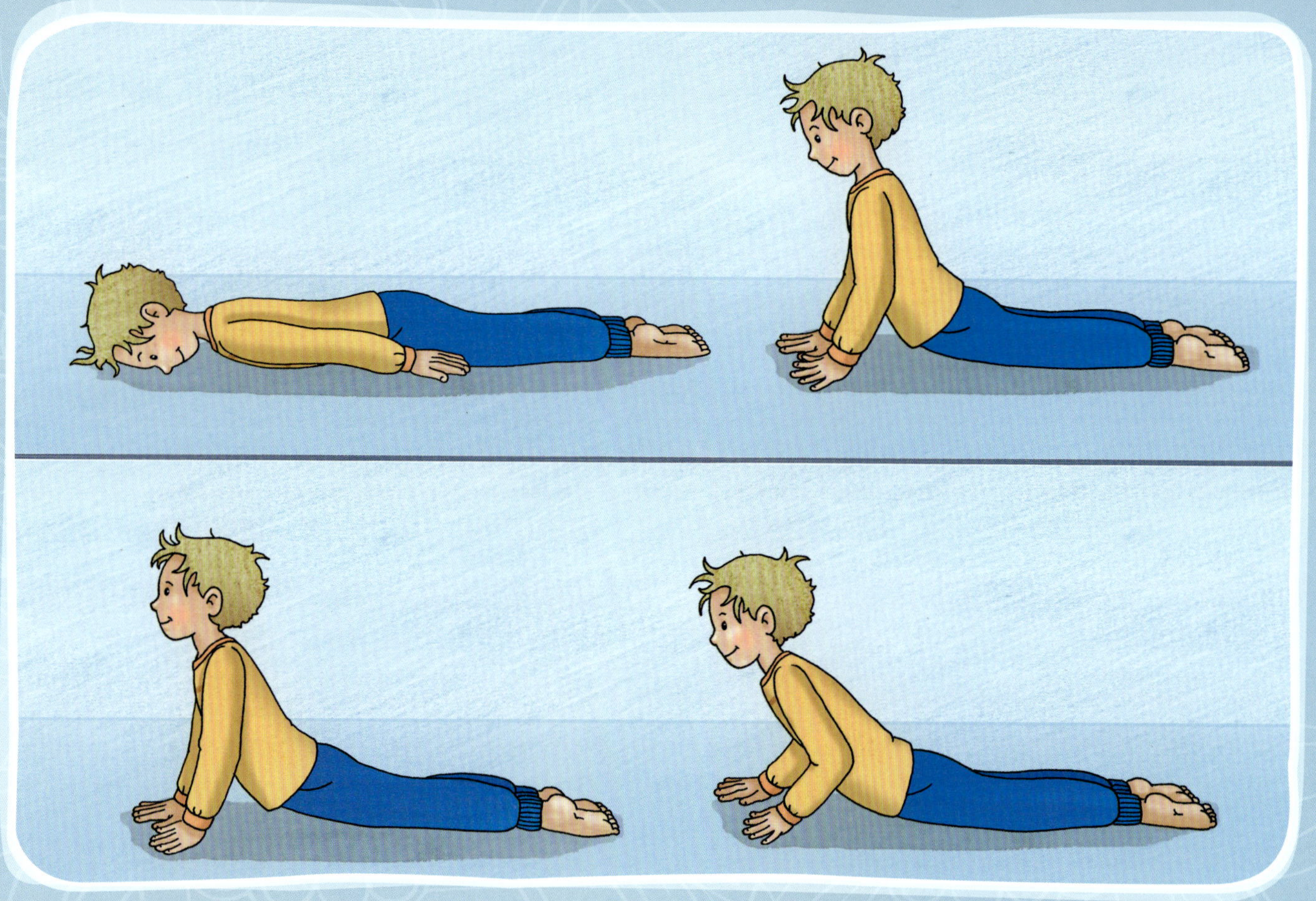

Lang wie eine Schlange

Leg dich flach auf deinen Bauch,
die Hände nebendran, den Kopf leg auch.
Dann drück dich hoch, die Beine bleiben lange,
Jetzt schau dich um: schlinge, schlinge, Schlange.

Dehnt den Oberkörper

1

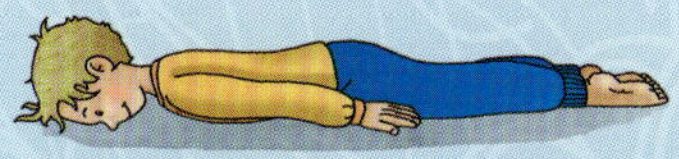

Lege dich auf den Bauch. Deine Stirn liegt auf dem Boden und deine Hände neben der Brust, Handflächen auf dem Boden. Die Ellbogen zeigen nach oben. Atme ganz tief ein und atme kräftig wieder aus.

2

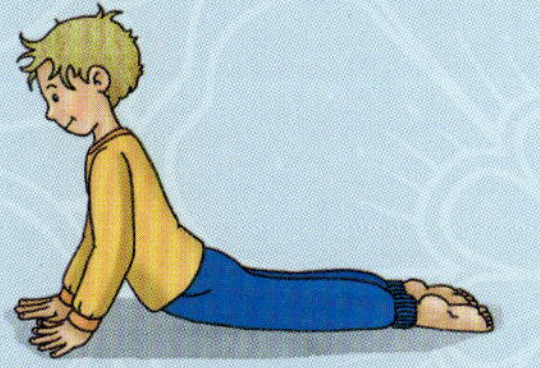

Stütze dich dann auf deine Hände und strecke die Arme ganz gerade durch. Dadurch hebt sich dein Oberkörper und dein Kopf. Blicke nach unten. Becken und Beine bleiben unten.

3

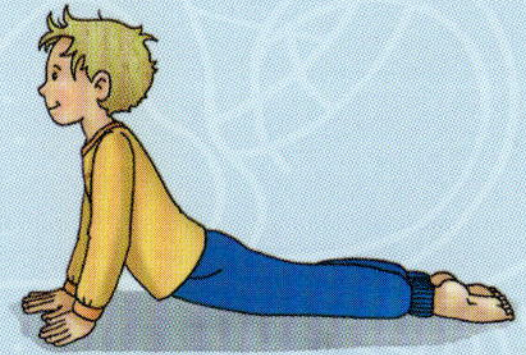

Hebe den Kopf langsam so hoch du kannst. Du bist eine Schlange und schaust dir die schöne Welt mit ihren hohen Bäumen an.

4

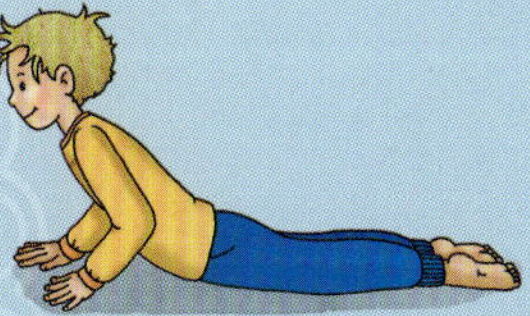

Lass dich danach wieder langsam auf den Boden gleiten.

Der Krebs: Rückwärtsgang

Yoga-Haltungen

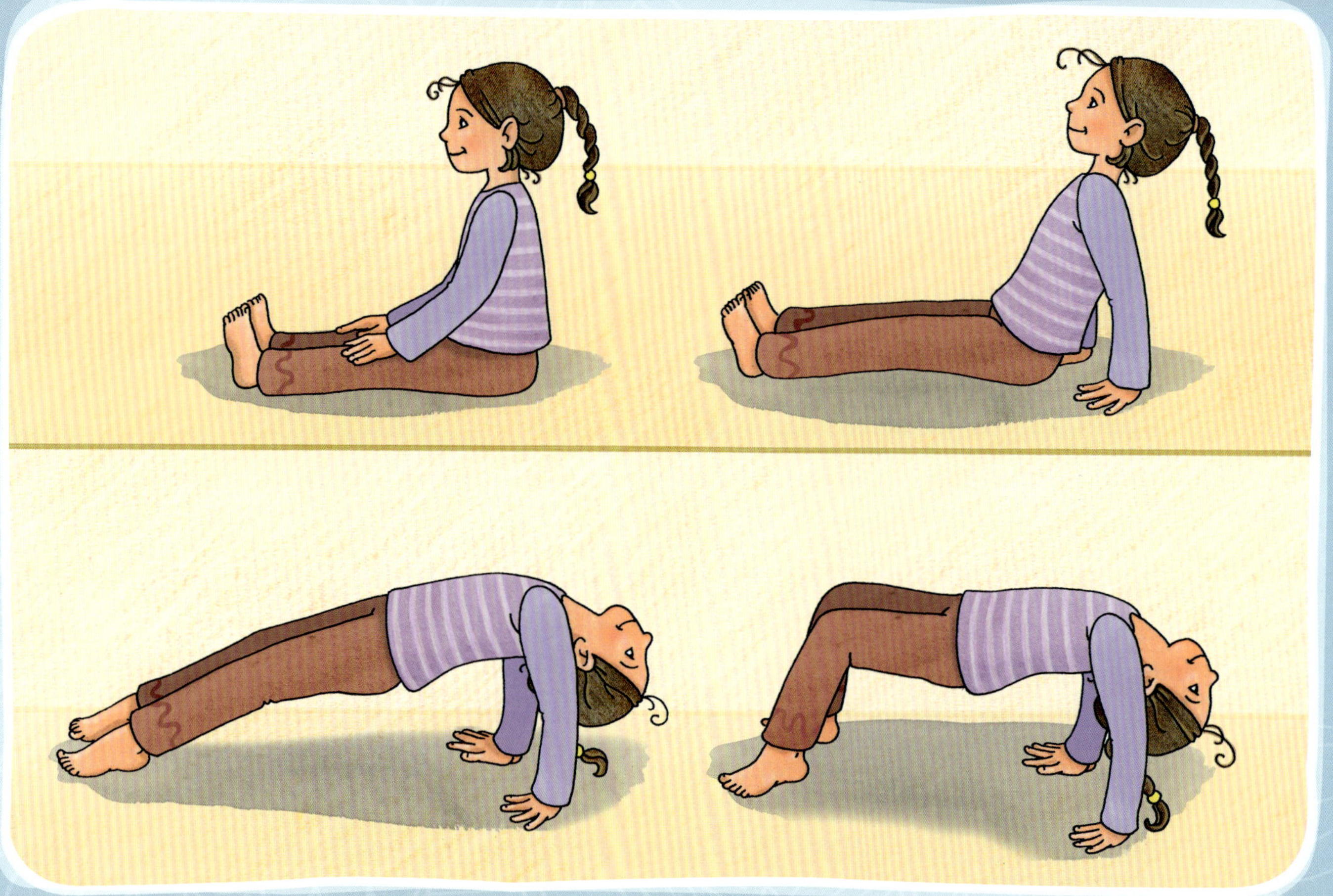

Der Krebs: Rückwärtsgang

Der Krebs ist wach und sitzt im Bett.
Den Panzer hoch! Fest wie ein Brett.
Dann atmet er ganz tief und lang.
Und krabbelt weg im Rückwärtsgang.

Stärkt die Arme

1

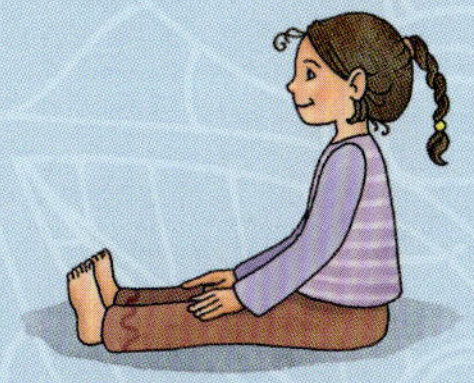

Sitze aufrecht, die Beine gestreckt nach vorne, die Füße geschlossen. Die Hände liegen entspannt auf den Oberschenkeln.

2

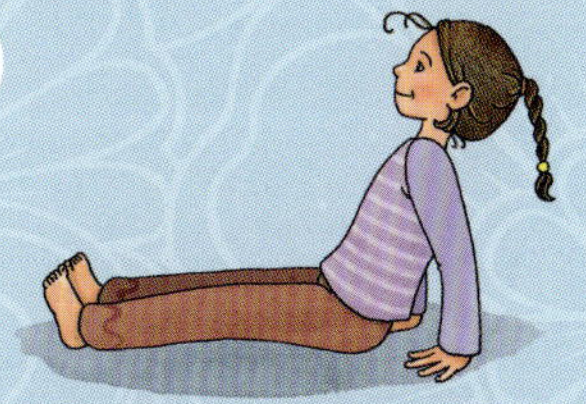

Lehne dich leicht nach hinten und stell die Hände hinter dir auf, die Fingerspitzen zu deinem Po ausgerichtet. Streck die Arme. Halte den Rücken gerade.

3

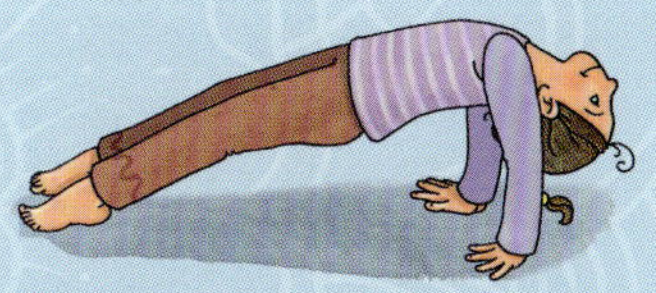

Hebe den Po vom Boden ab, bis Beine, Po und Rumpf eine schräge Linie bilden. Schaue zur Wand hinter dir. Atme ein und aus, viermal.

4

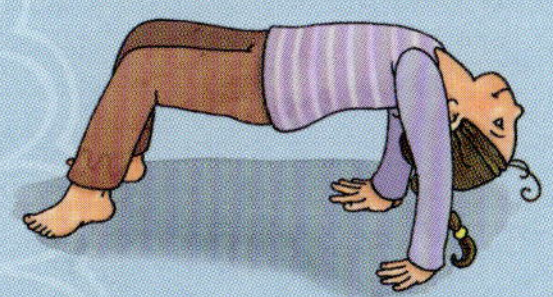

Stelle die Beine angewinkelt auf, und laufe mit Armen und Beinen rückwärts wie ein Krebs.

Der Seehund: Balance!

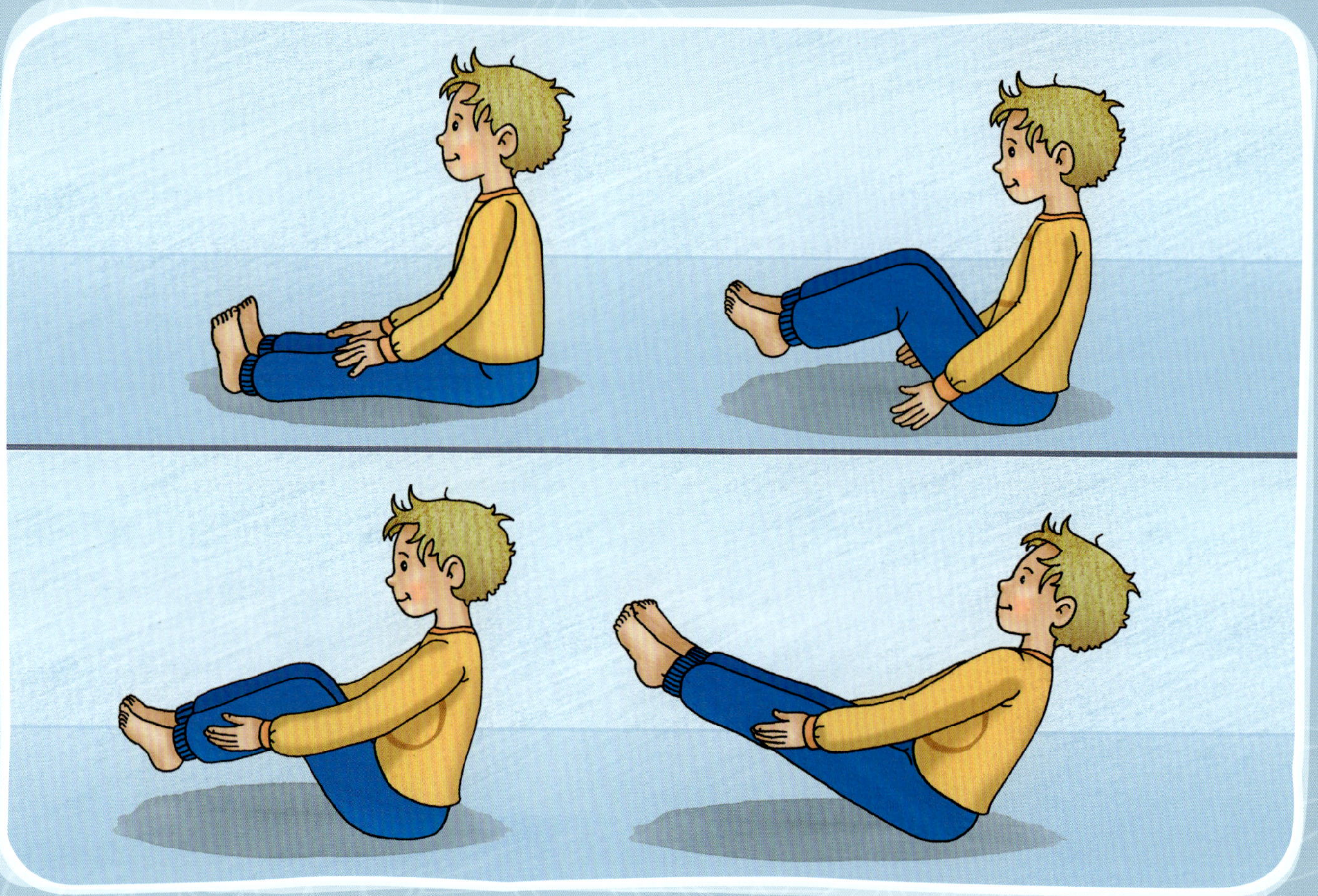

Der Seehund: Balance!

Gibt Kraft

Erst sitz gerade, die Beine geschlossen,
Beuge die Knie und heb deine Flossen!
Balanciere dich aus, mach die Arme ganz lang.
Nun atme und singe den Seehund-Gesang.

1

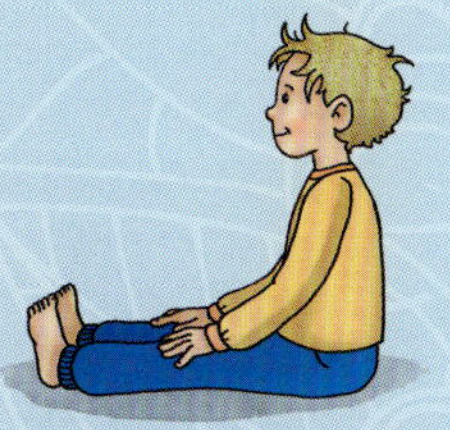

Sitze aufrecht, die Beine nach vorne ausgestreckt. Die Füße halte fest zusammen. Die Hände liegen locker auf den Oberschenkeln.

2

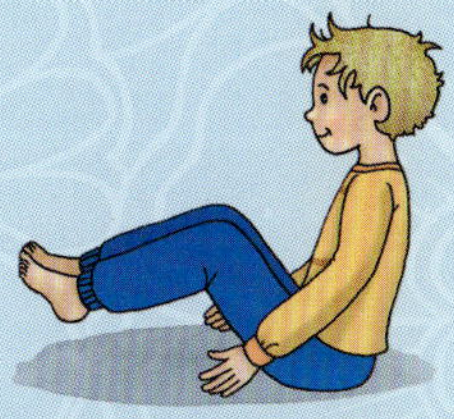

Stelle die Füße vor dir auf. Nun hebe sie an. Dafür verlagert sich das Gewicht weiter nach hinten.

3

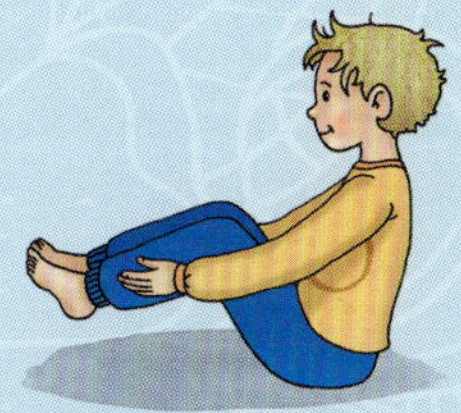

Strecke die Arme an den Knien vorbei gerade nach vorne. Der Rücken bleibt gerade, der Kopf gehoben. Blick geradeaus.

4

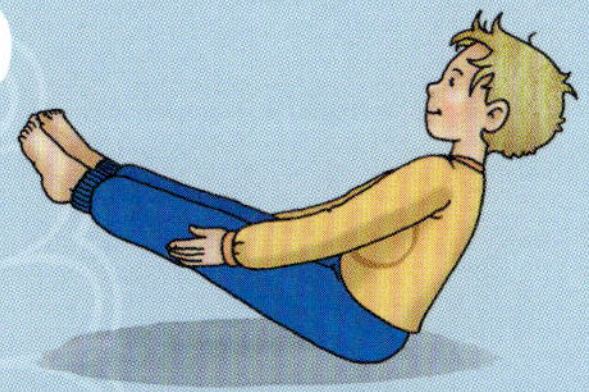

Jetzt strecke die Beine. Die Füße gehen jetzt vor dir schräg nach oben. Kannst du das halten? Vergiss nicht, zu atmen. Kannst du bellen, wie ein kleiner Seehund?

Flatter, flatter, Schmetterling!

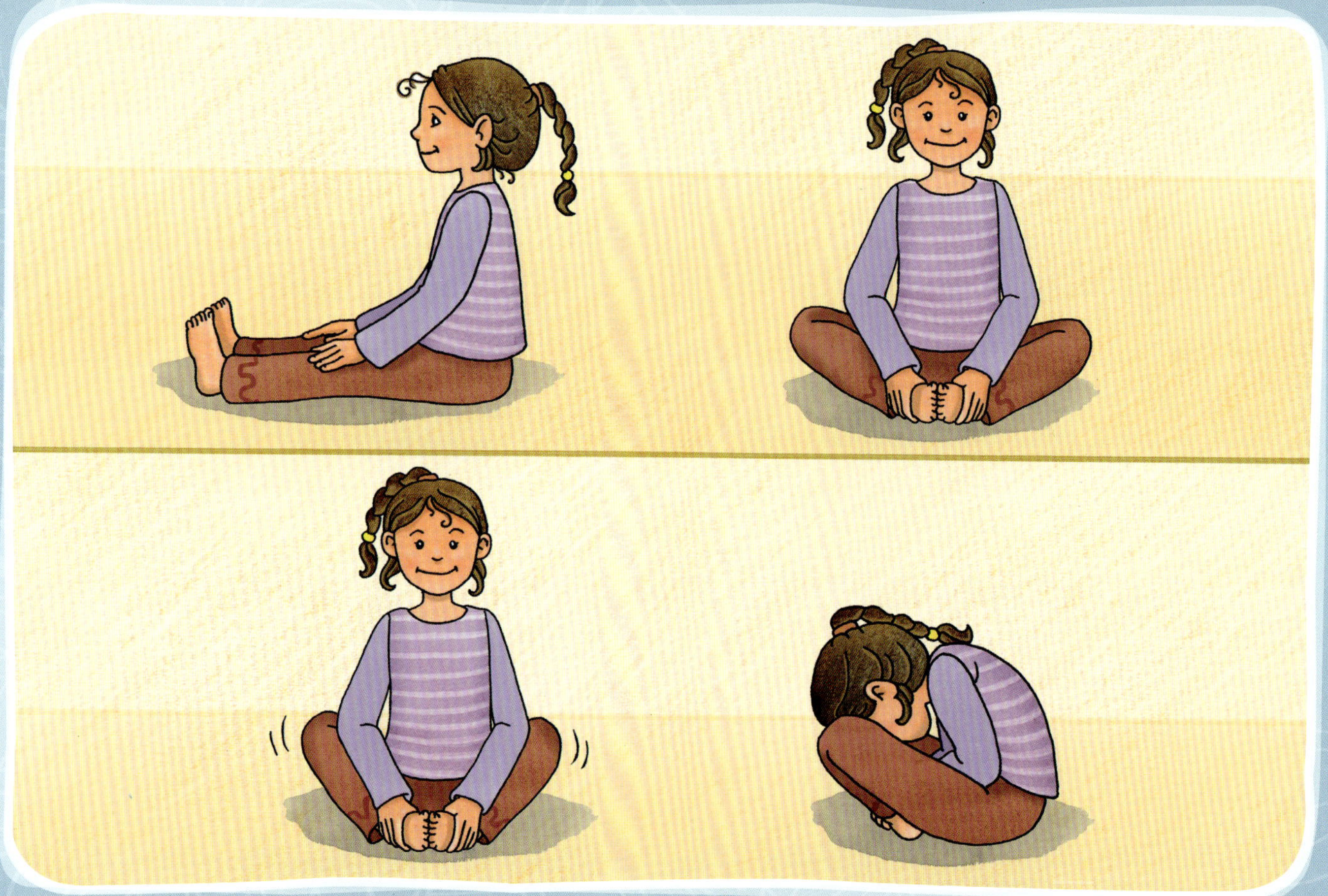

Flatter, flatter, Schmetterling!

Mit geraden Beinen sitz auf dem Hügel.
Dann zieh die Füße zu dir ran.
„Flattert los, ihr kunterbunten Flügel!"
Wie der Schmetterling das kann.

Belebt

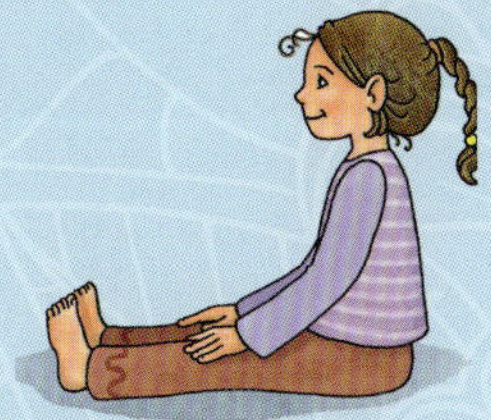

1

Setze dich aufrecht hin, die Beine sind nach vorne ausgestreckt und liegen ganz dicht zusammen.

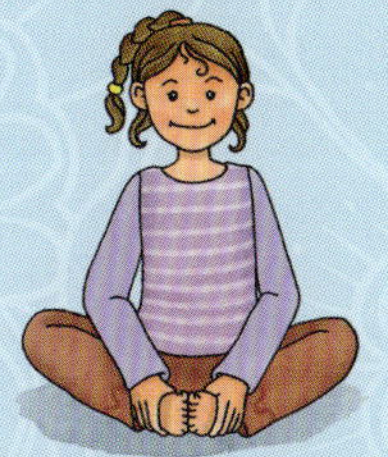

2

Lege jetzt die Füße mit den Sohlen gegeneinander. Dabei gehen die Knie nach außen. Packe mit beiden Händen deine Füße, ziehe sie zu dir heran, so nah es geht, und halte sie fest.

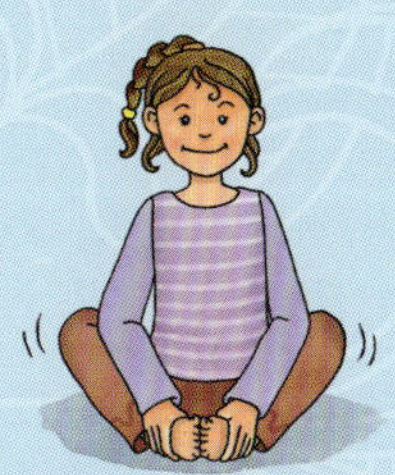

3

Bewege deine Knie wie Schmetterlingsflügel auf und ab, auf und ab. Flattere so schnell und so kräftig, wie du kannst. Hurra! Gleich hebst du ab!

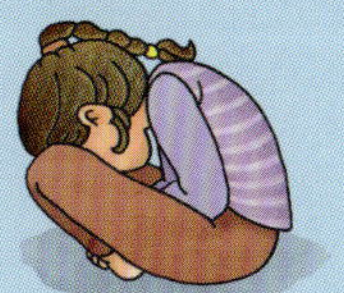

4

Lege auch mal den Kopf auf deine Füße. Schaffst du das?

Das Krokodil: Das Maul ganz weit

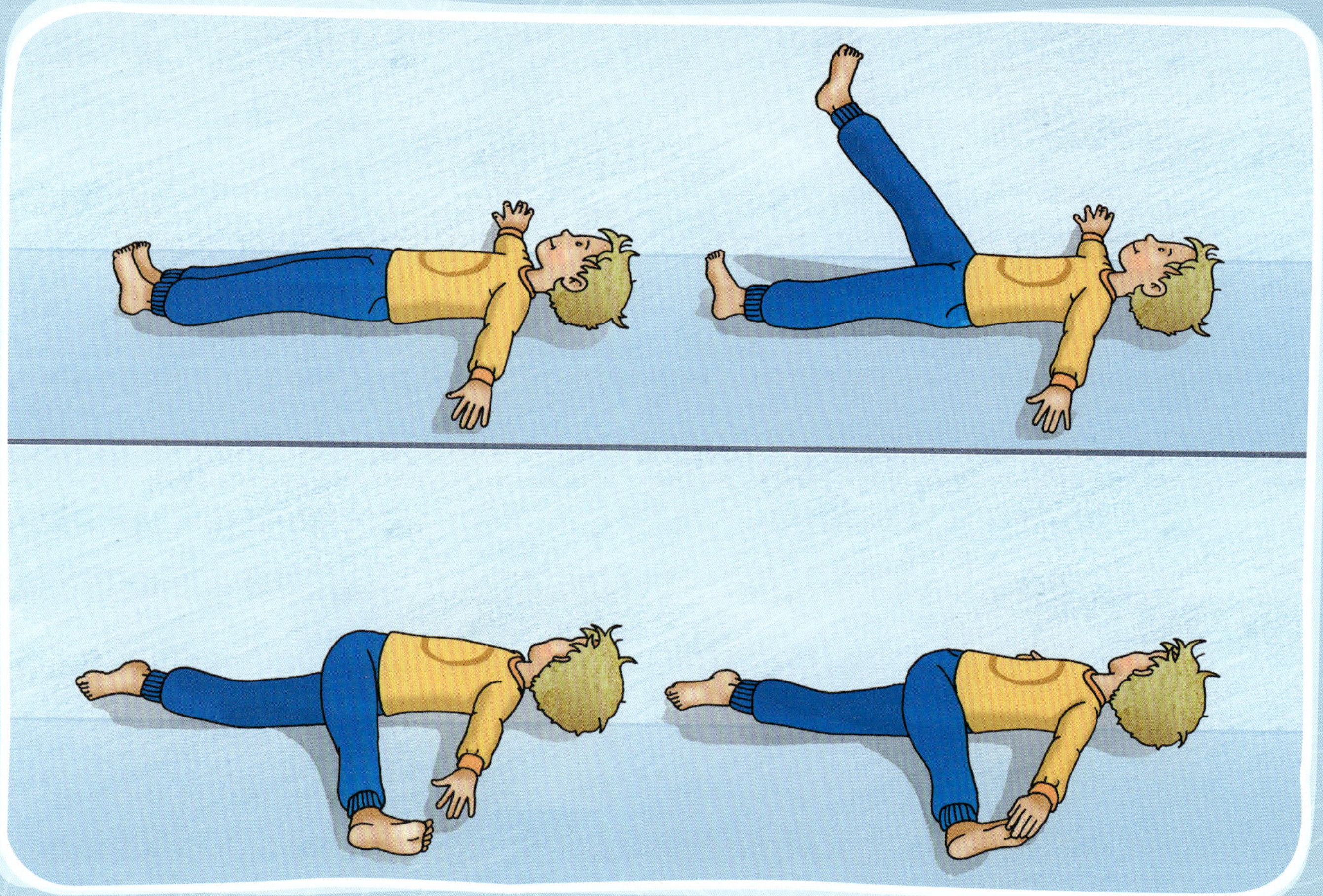

Das Krokodil: Das Maul ganz weit

Auf den Rücken lege dich, streck die Arme breit,
Reck das rechte Bein hinauf, krokodil-maul-weit!
Leg das Bein nun seitlich ab, bis es am Boden liegt.
Mal sehen, wer mit seiner Hand den Fuß zu fassen kriegt.

Dehnt die Beine

1

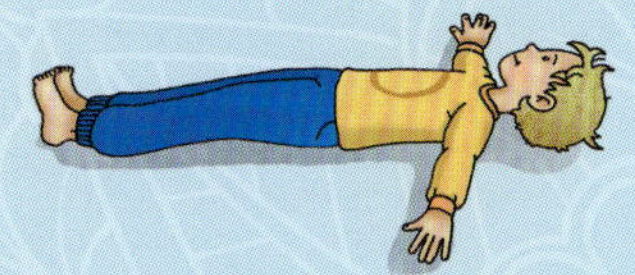

Lege dich auf den Rücken. Strecke deine Arme zu beiden Seiten weit aus. So siehst du aus wie ein Kreuz.

2

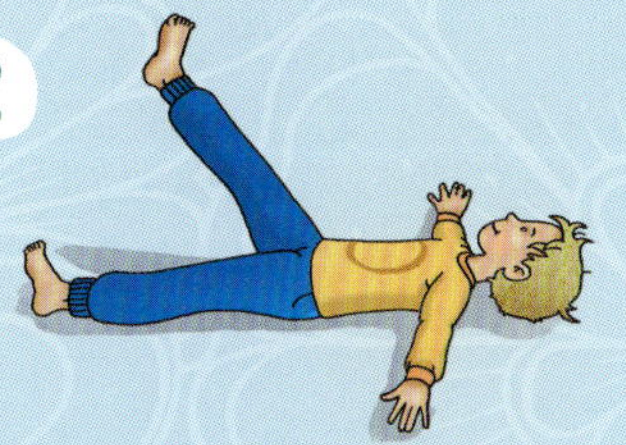

Strecke dein rechtes Bein hoch in die Luft.

3

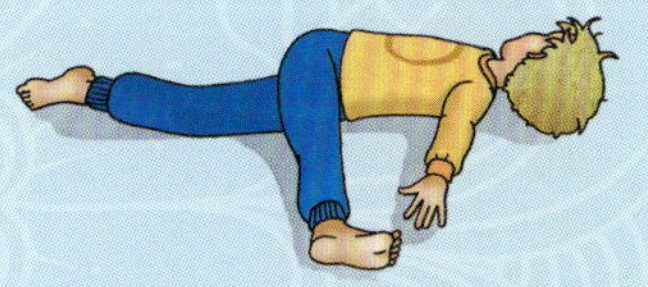

Führe das Bein von hier nach links, über das andere Bein hinweg, bis es auf dem Boden landet. Mit dem Oberkörper bleibe gerade liegen. Drehe den Kopf zur anderen Seite, weg von den Beinen, wenn du kannst. Dein Krokodilmaul ist jetzt weit offen!

4

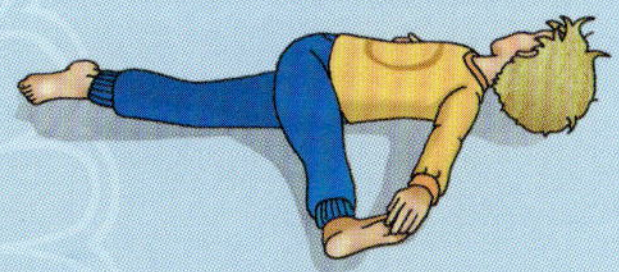

Wenn du kannst, greife mit deiner linken Hand nach deinem rechten Fuß. Atme ruhig ein und aus. Wiederhole die Übung mit dem linken Bein.

Der Vogel: Heb ab!

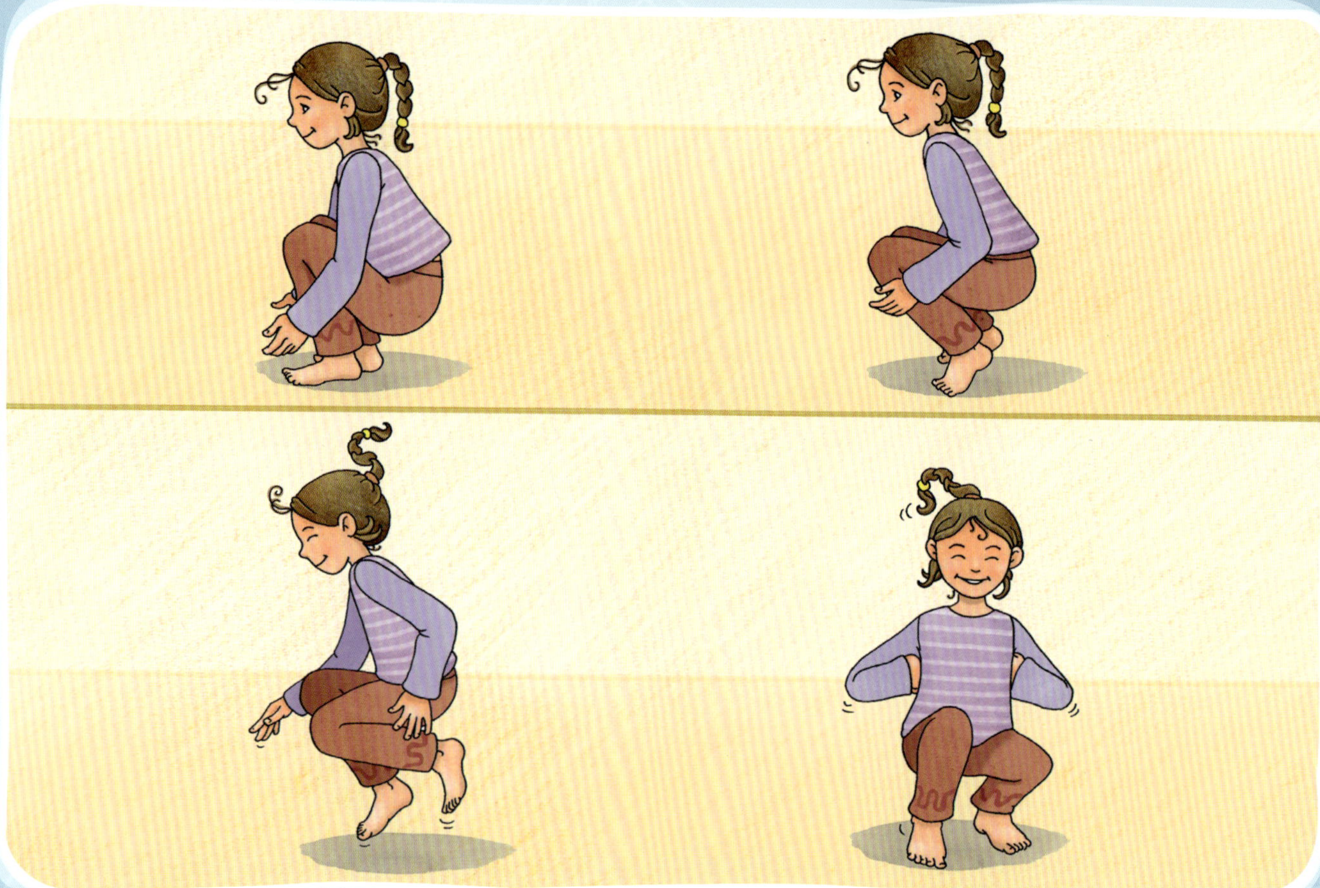

Der Vogel: Heb ab!

In die Hocke! Auf die Zehen!
Das wackelt sehr, doch du kannst stehen.
Hüpf jetzt hin und hüpfe her.
Schlag mit den Flügeln, mehr und mehr!

Belebt

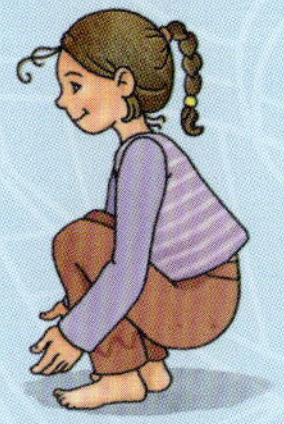

1

Gehe in die Hocke.

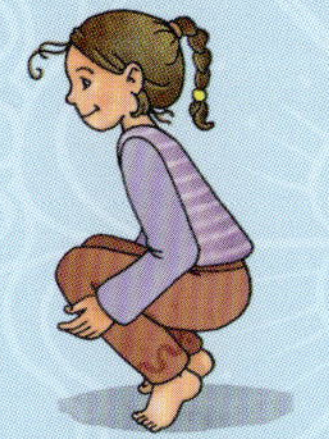

2

Als Vogel stehst du auf den Zehen. Dein ganzes Körpergewicht ruht nun auf ihnen. Sie sind stark und fest und können dich tragen. Die Fersen sind nicht am Boden.

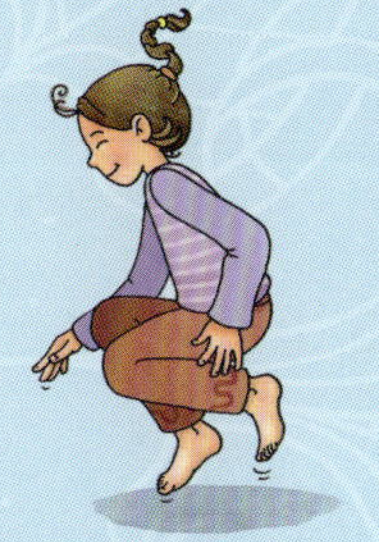

3

Der Vogel hüpft nun hin und her. Dafür brauchst du Kraft in den Füßen!

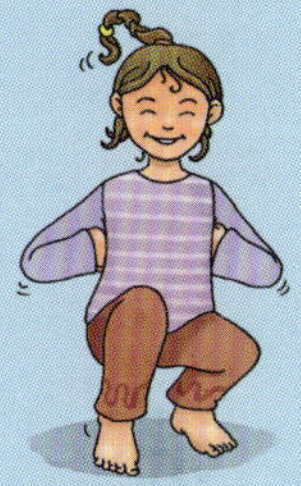

4

Er schlägt auch mit den Flügeln. Stecke dafür deine Hände unter die Achseln und bewege die Ellbogen schnell nach oben und unten. Flieg, Vogel, flieg! Dabei wirst du ganz leicht. Achtung, du könntest jeden Moment vom Boden abheben.

Die Palme: Wiege dich im Wind

Dynamische Übungen

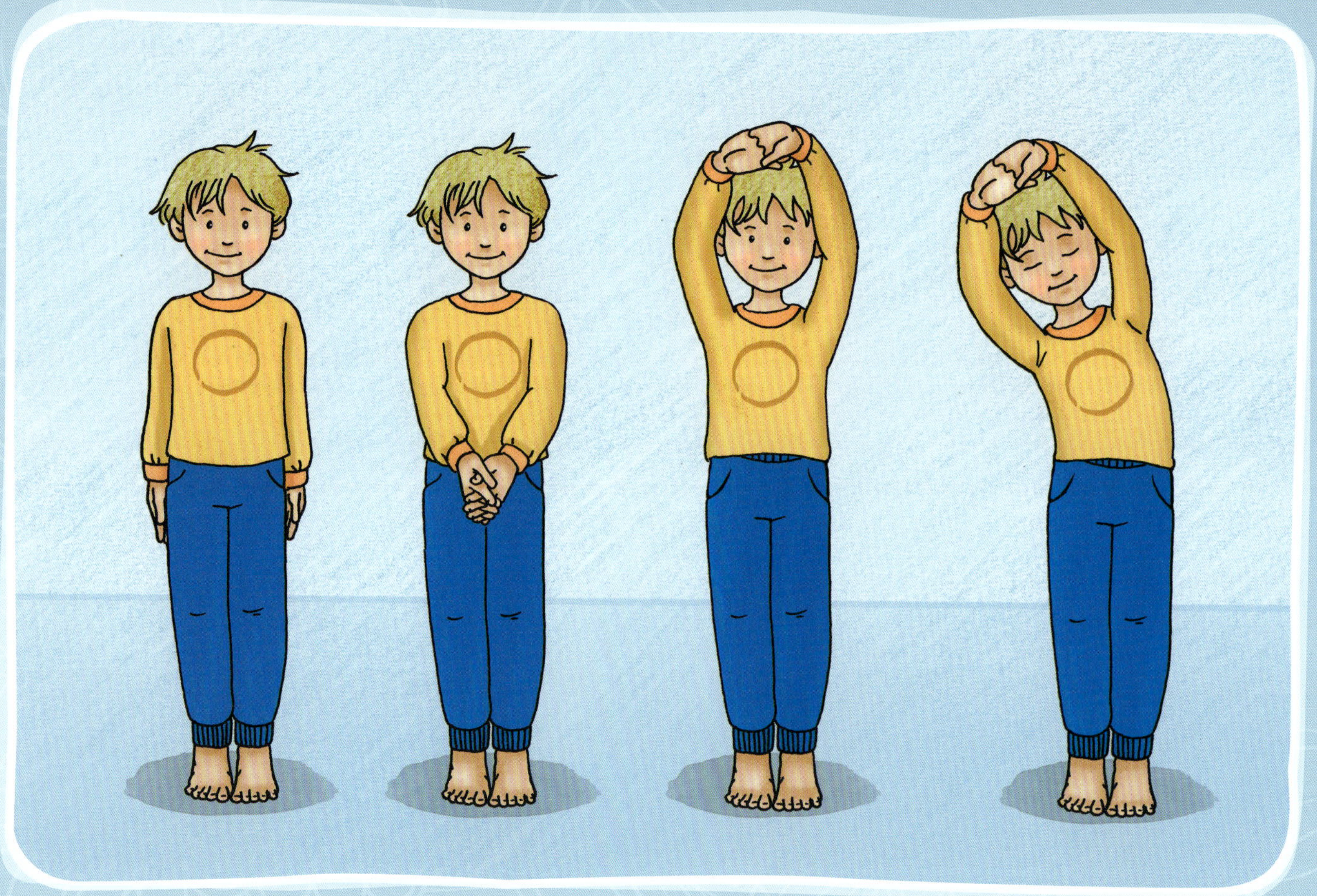

Die Palme: Wiege dich im Wind

Palme, bitte Schatten uns spende!
Verschränk die Finger, dreh die Hände.
Wachse hinauf, wo die Wolken sind.
Wiege deine Wedel im Wind.

Belebt

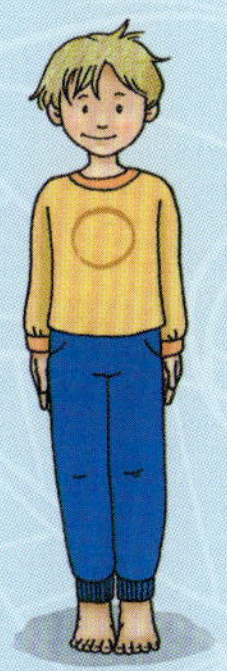

1

Stehe aufrecht. Die Füße geschlossen. Beine und Po ganz fest. Die Arme liegen dicht am Körper an. Die Fingerspitzen zeigen nach unten.

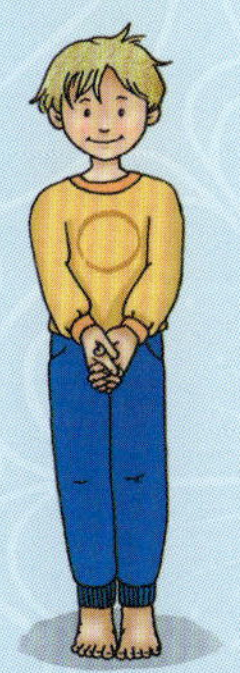

2

Verschränke die Finger vor dem Körper ineinander, drehe die Handflächen nach außen und strecke die Arme nach vorne. Die Schultern halte hinten.

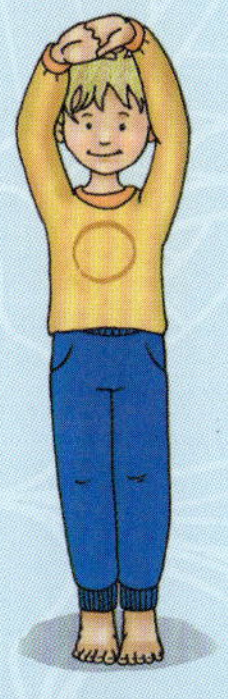

3

Hebe die gestreckten Arme über den Kopf, hoch zur Decke. Wachse zur Sonne wie eine Palme.

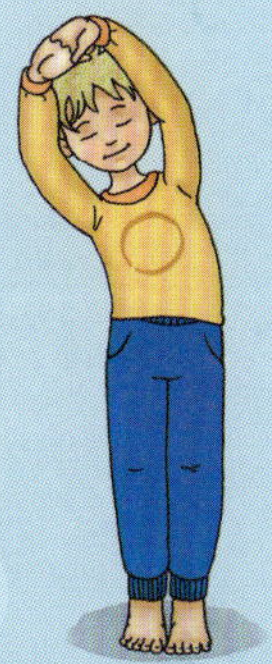

4

Ein leichter Wind greift in deine Blätter. Schließe die Augen. Wiege dich mit gestreckten Armen nach rechts und links. Halte die Beine fest und gerade. Wenn der Wind sich legt, kehre zur Mitte zurück.

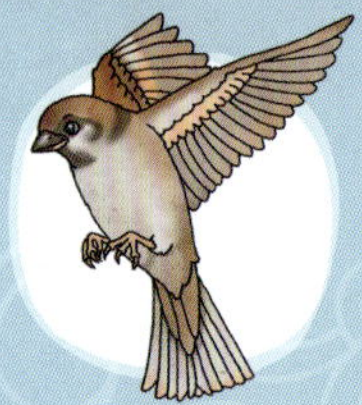

Der Spatz: Flugübungen

Dynamische Übungen

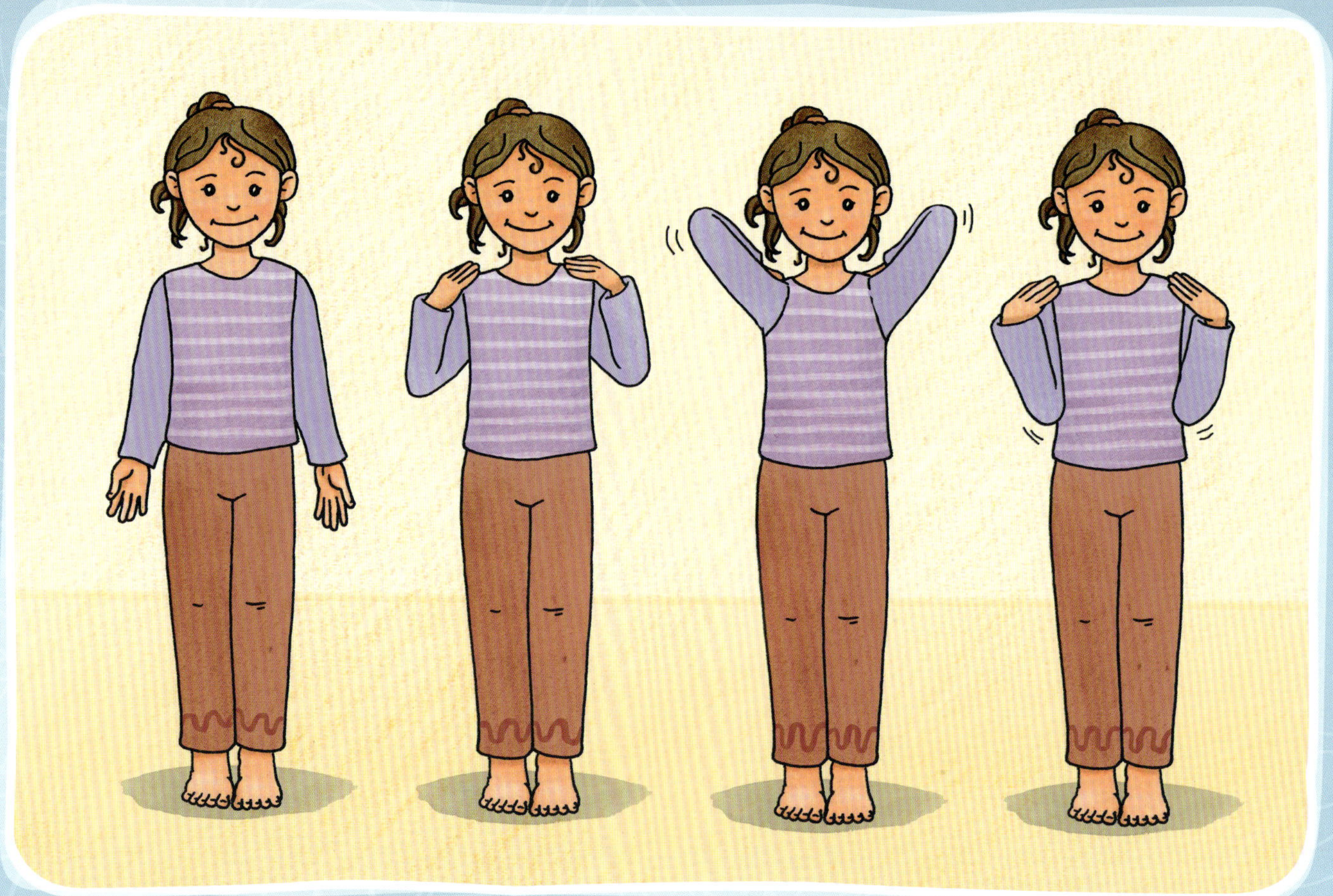

Der Spatz: Flugübungen

Lass die Finger auf den Schultern sitzen
Und male mit den Ellbogen-Spitzen,
Erst vorwärts und dann rückwärts im Kreise.
Dann fliegst du los auf deine Reise.

Lockert die Schultern

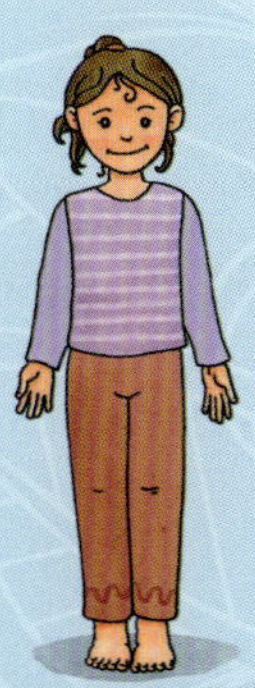

1

Stehe aufrecht. Die Füße geschlossen. Beine und Po ganz fest.

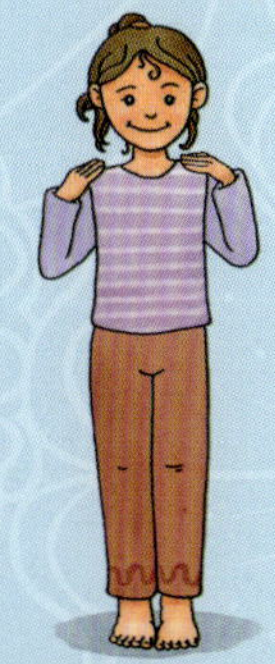

2

Jetzt bekommst du Flügel: Lege dafür die Fingerspitzen auf die Schultern. Richte die Ellbogen zur Seite aus, strecke die Brust raus. Der Po bleibt fest.

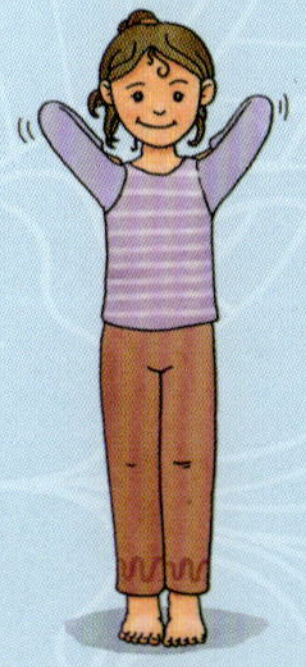

3

Hebe die Ellbogen so hoch es geht, ohne die Finger zu lösen. Dann führe sie so weit nach hinten wie möglich, kreise nach unten und nach vorne, bis sich die Ellbogen fast berühren. Kreise mit deinen Flügeln auf diese Weise fünfmal rückwärts.

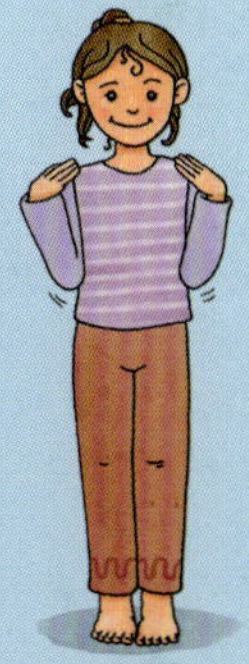

4

Dann kreise fünfmal vorwärts. Vergiss nicht tief und gleichmäßig zu atmen. Jetzt bist du bereit zum Fliegen. Laufe im Hoppsa-Schritt und mit den kreisenden Flügeln durch den Raum.

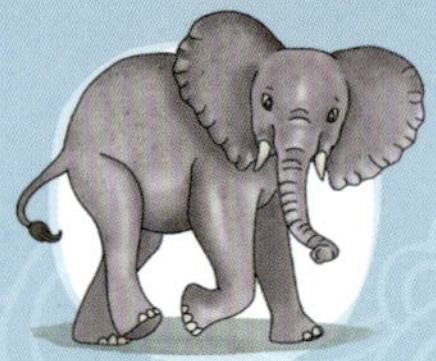

Sei ein Elefant!

Dynamische Übungen

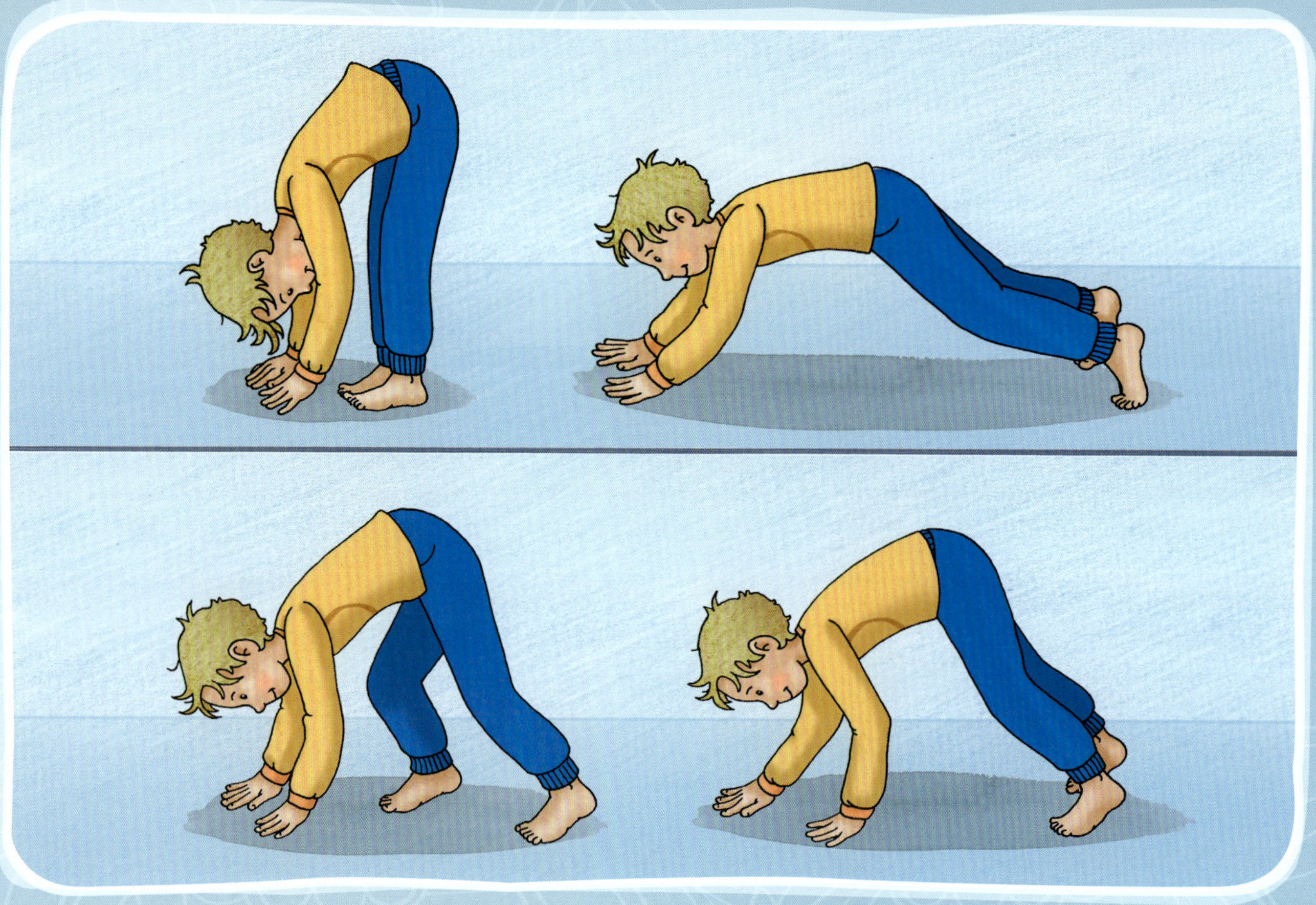

Sei ein Elefant!

Der Elefant beugt sich hinab.
Vorderfüße: Trapp, trapp, trapp.
Die andren Beine hinterher.
Po bleibt oben, Kopf bleibt schwer.

Belebt

1

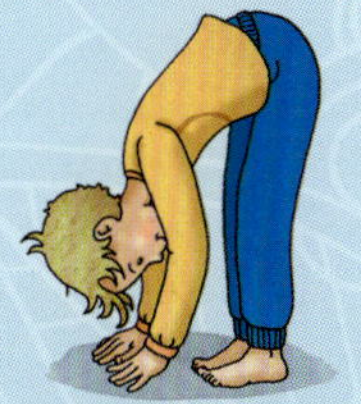

Stehe aufrecht, beuge dich mit dem Rumpf nach vorne, bis du mit den Händen den Boden berührst. Der Kopf bleibt zwischen den Armen, der Blick geht nach unten. Die Beine dürfen dabei leicht gebeugt sein.

2

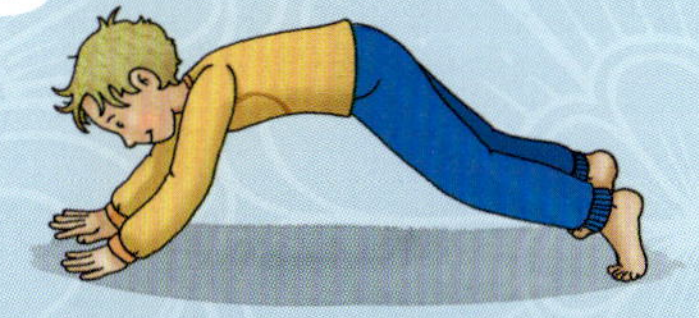

Bleibe mit den Füßen stehen. Laufe mit den Handflächen nach vorne, so weit, bis du nur noch mit den Zehenspitzen den Boden berührst.

3

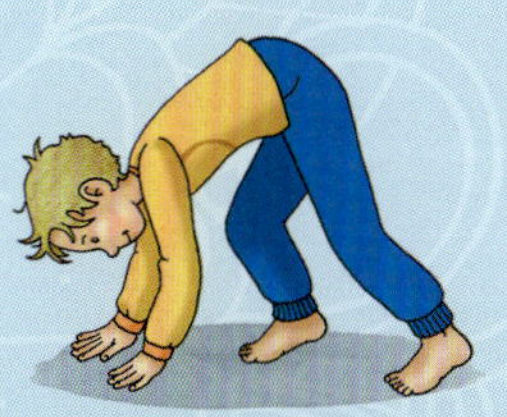

Lasse die Hände jetzt stehen und laufe mit den Füßen hinterher. Der Po bleibt oben, der Elefantenkopf bleibt unten.

4

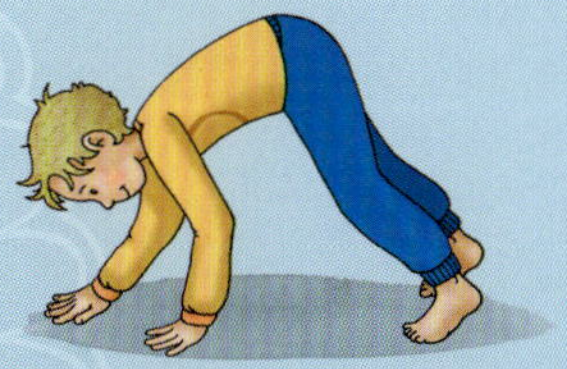

Dann laufe wieder mit den Händen nach vorne, mit den Füßen hinterher, mit den Händen, mit den Füßen. Nicht gleichzeitig! Schaffst du es durch den ganzen Raum, ohne irgendwo anzustoßen?

Mond und tausend Sterne

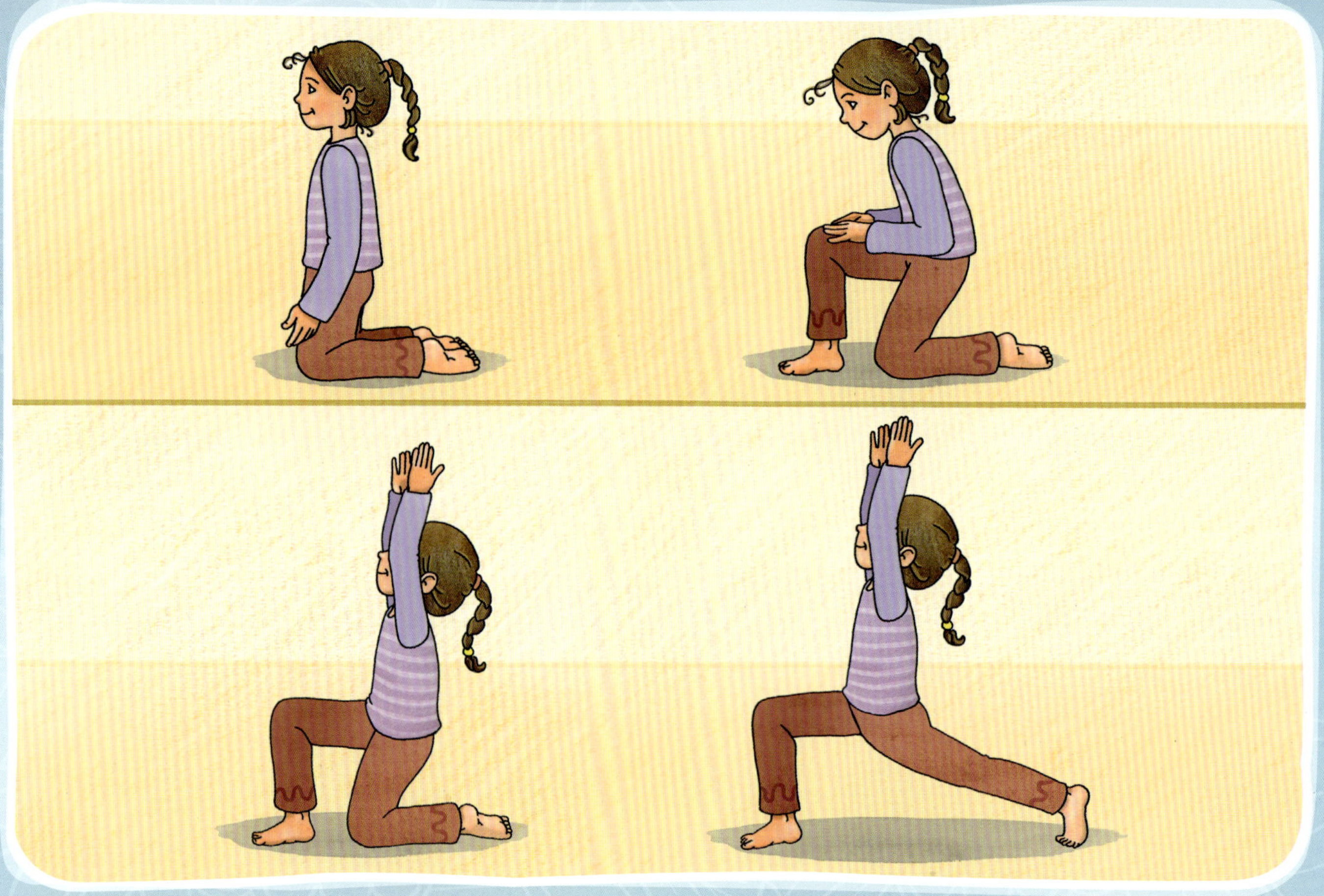

Mond und tausend Sterne

Du kniest auf dem Boden mit gehobenem Po.
Stellst das eine Bein auf. Ja, genau so!
Strecke beide Arme zum Himmel hinauf.
Ganz lang und gebogen geht der Sichelmond auf.

Dehnt den Oberkörper

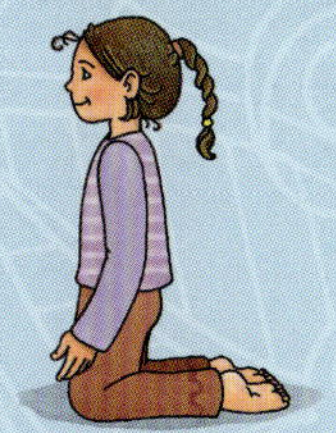

1

Du kniest auf dem Boden, der Rumpf steht dabei gerade über den Knien. Die Hände hängen locker an den Seiten herunter.

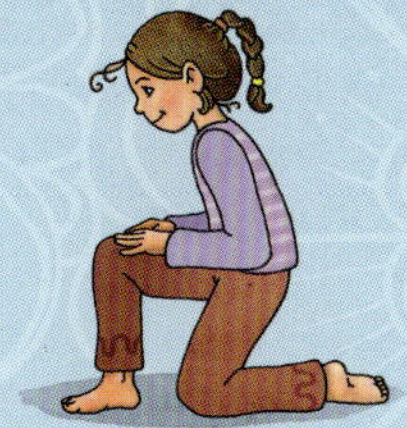

2

Stelle das eine Bein angewinkelt vor dir auf. Lege beide Hände mit den Handflächen auf den vorderen Oberschenkel.

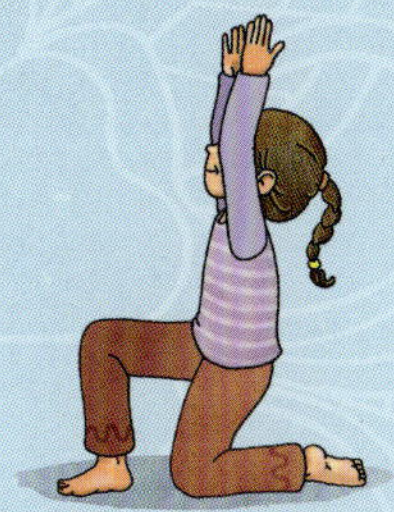

3

Gleich geht der Mond auf. Hebe die gestreckten Arme nach oben. Bleib tief gehockt und schaue weit hinauf zum Himmel. Siehst du die vielen Sterne?

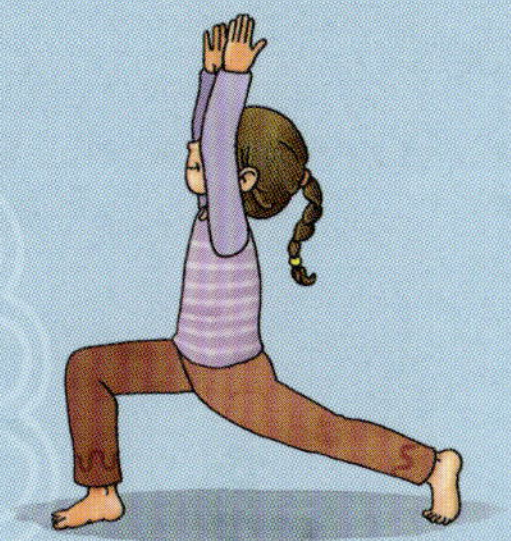

4

Da kommt der Mond: Stelle die Zehen des hinteren Beines auf und strecke das Bein. Bleibe hier für ein paar Atemzüge und strahle so hell du kannst, bevor der Mond langsam wieder untergeht.

Beweglich wie ein Äffchen

Zum Entspannen

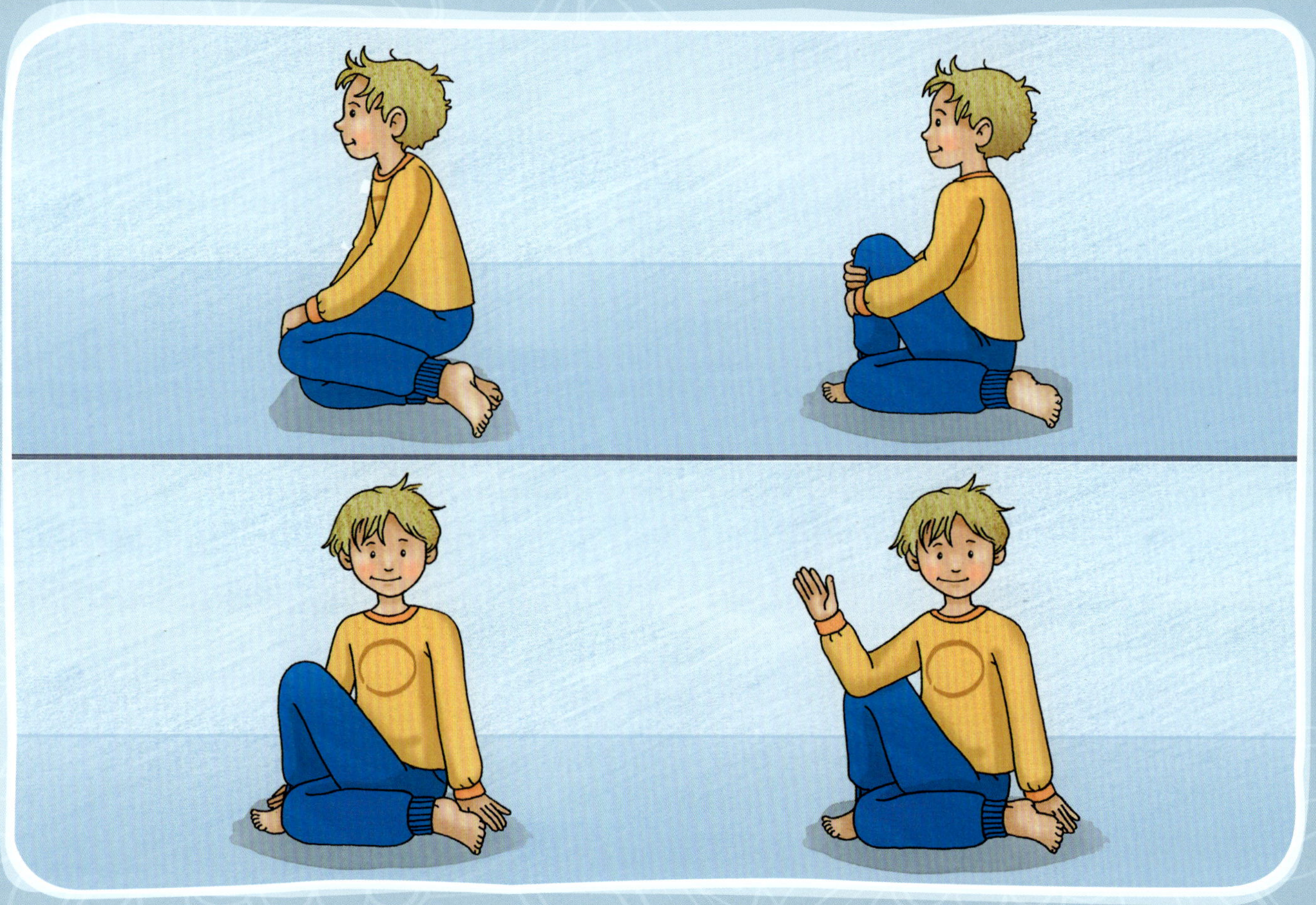

Beweglich wie ein Äffchen

Gut für den Bauch

Setz dich neben deinen Strumpf.
Verkreuz die Beine, dreh den Rumpf.
Stütz mit Ellbogen und Hand.
Willkommen hier im Affenland!

1

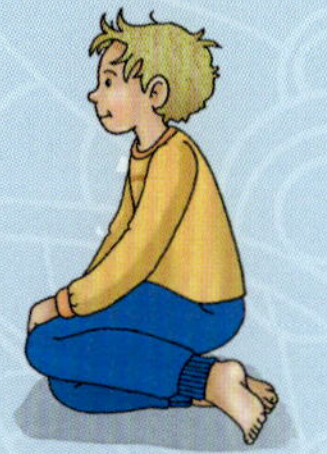

Knie dich hin und sitz auf deinen Fersen. Hebe den Po und lasse ihn neben deinen Füßen landen.

2

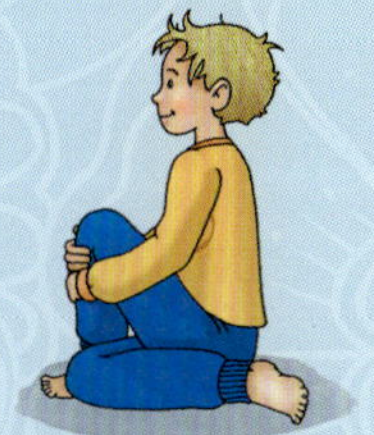

Greife mit deinen Händen um dein oben liegendes Knie. Stelle den Fuß auf der anderen Seite des unteren Beines auf. Jetzt sind deinen Beine verkreuzt.

3

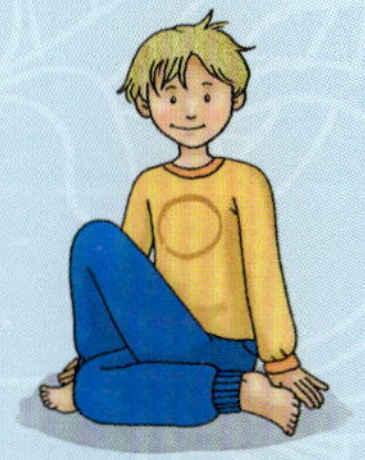

Drehe Arme und Rumpf hin zum hinten liegenden Fuß. Die hintere Hand stelle auf den Boden auf.

4

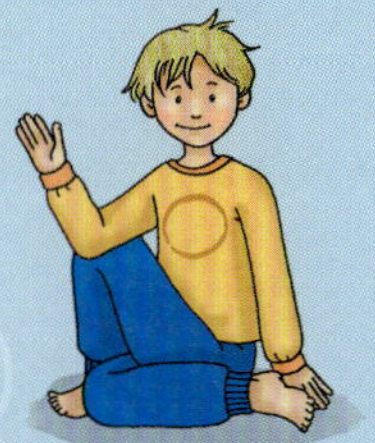

Den vorderen Ellbogen kannst du mit deinem aufgestellten Knie verhaken. Du bist beweglich wie ein Affe!

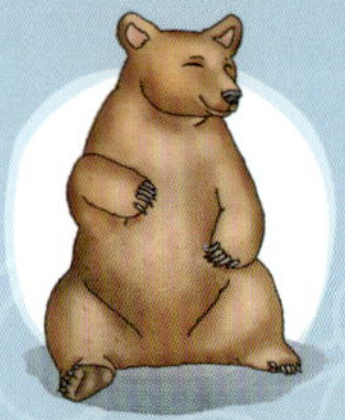

Der lauschende Bär

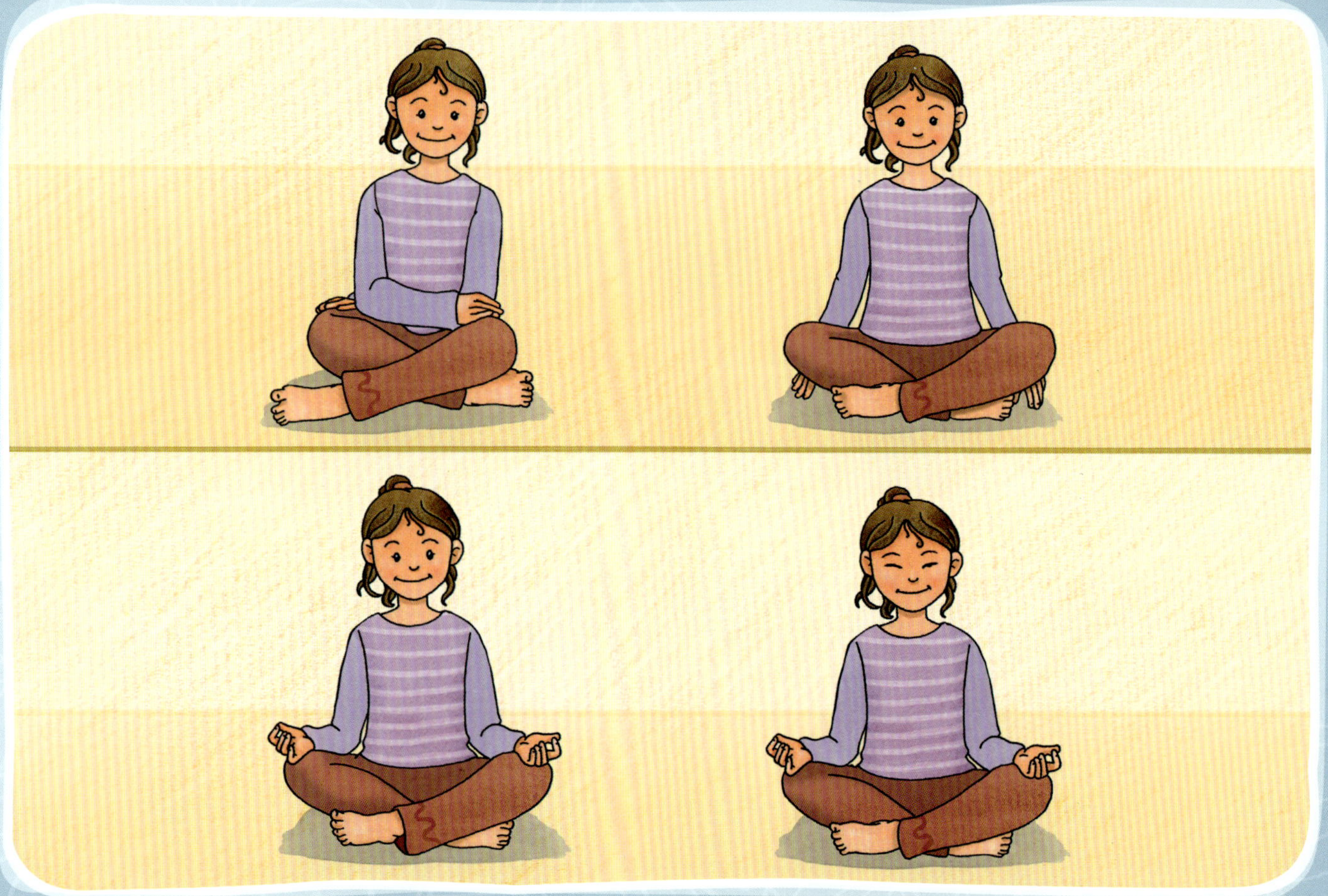

Der lauschende Bär

Zur Ruhe kommen

Du hockst im Schneidersitz, du Bär.
Deine Tatzen sind ganz schwer.
Deine Augen fallen zu.
Atme tief und komm zur Ruh.

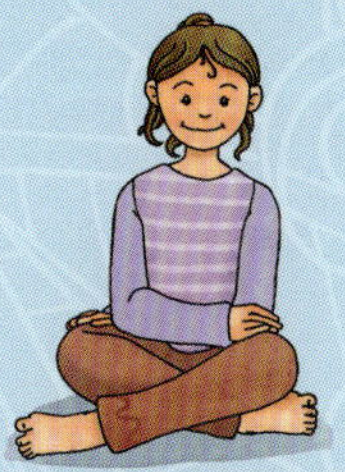

1

Sitze in einem lockeren Schneidersitz.

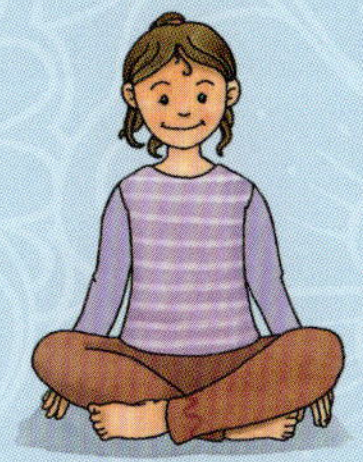

2

Richte den Rücken ganz gerade auf.

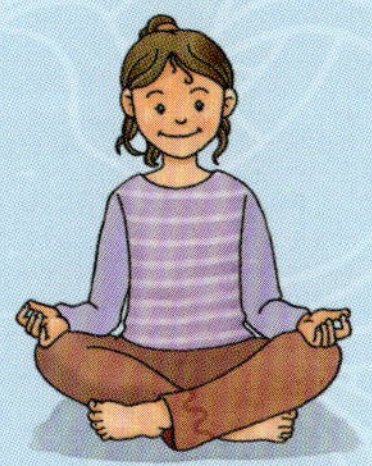

3

Lege die Handrücken auf deine Oberschenkel. Schließe Daumen und Ziegefinger zu je einem Kreis.

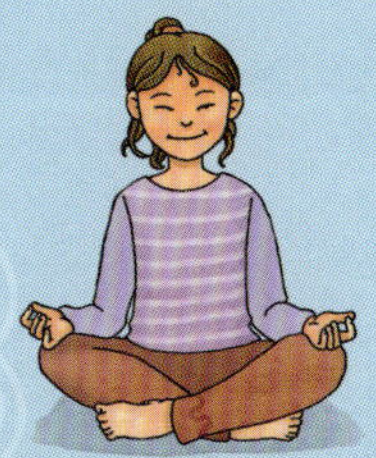

4

Schließe sanft deine Augen, entspanne die Haut in deinem Gesicht. Sei wachsam wie ein Bär in seiner Höhle. Lausche auf deinen Atem. Fühle wie er durch deine Nasenlöcher einfließt und ausströmt. Bleibe so lange sitzen, bis der Bär ganz ruhig geworden ist.

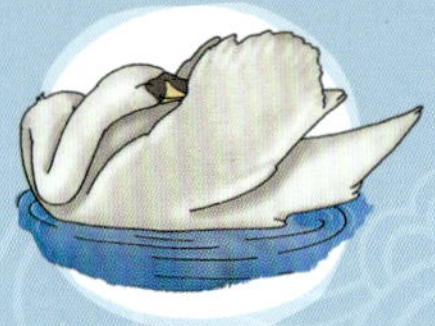

Der schlafende Schwan

Zum Entspannen

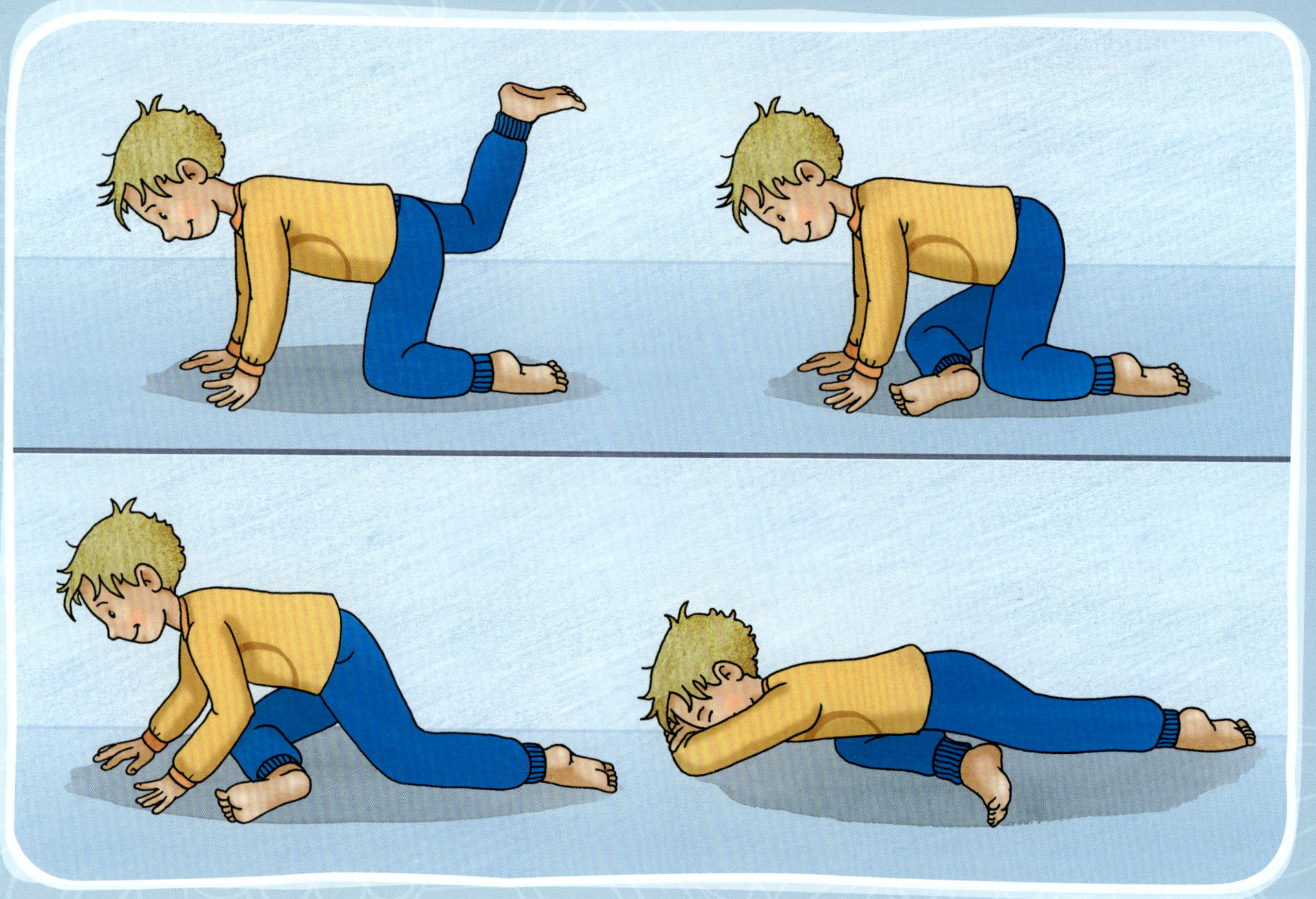

Der schlafende Schwan

Der Schwan, der streckt sein Paddel aus,
Und schwingt es unter's Federhaus.
Macht lang den Hals und legt das Haupt
Gemütlich ab. Das ist erlaubt!

Dehnt die Beine

1

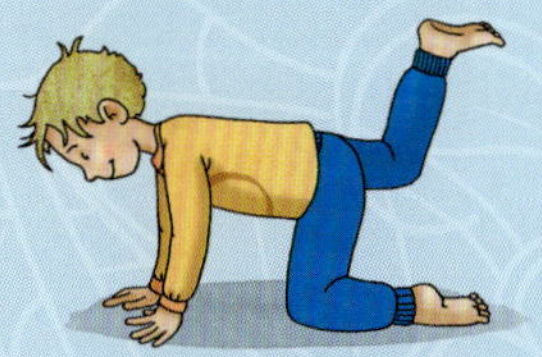

Stehe im Vierfüßlerstand. Hebe ein Bein angewinkelt nach hinten an. Fußsohle hoch zur Decke.

2

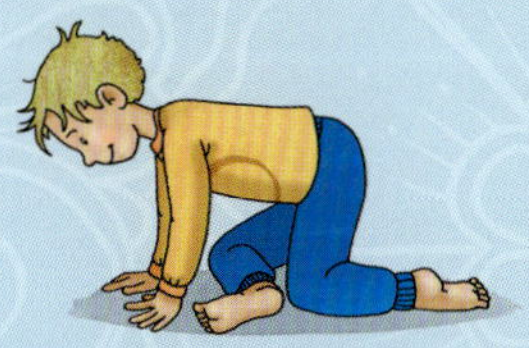

Ziehe das gehobene Bein mit Schwung unter dem Körper hindurch und lege es vor dir ab. Es liegt jetzt quer vor dir.

3

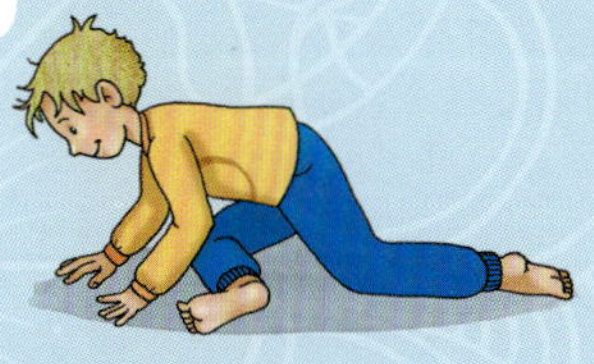

Stütze die Unterarme vor dir auf den Boden. Beuge dich mit langem Rücken und stolzem Schwanenhals, bis du auf deinem Bein landest. Das andere Bein strecke lang nach hinten.

4

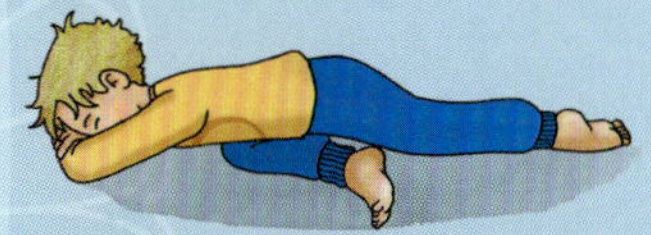

Lege den Kopf auf deine Arme. Bleib liegen und atme tief ein und aus.

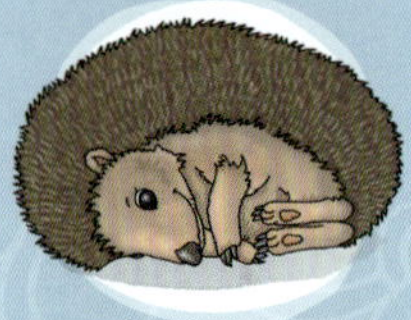

Eingerollt wie ein Igel

Zum Entspannen

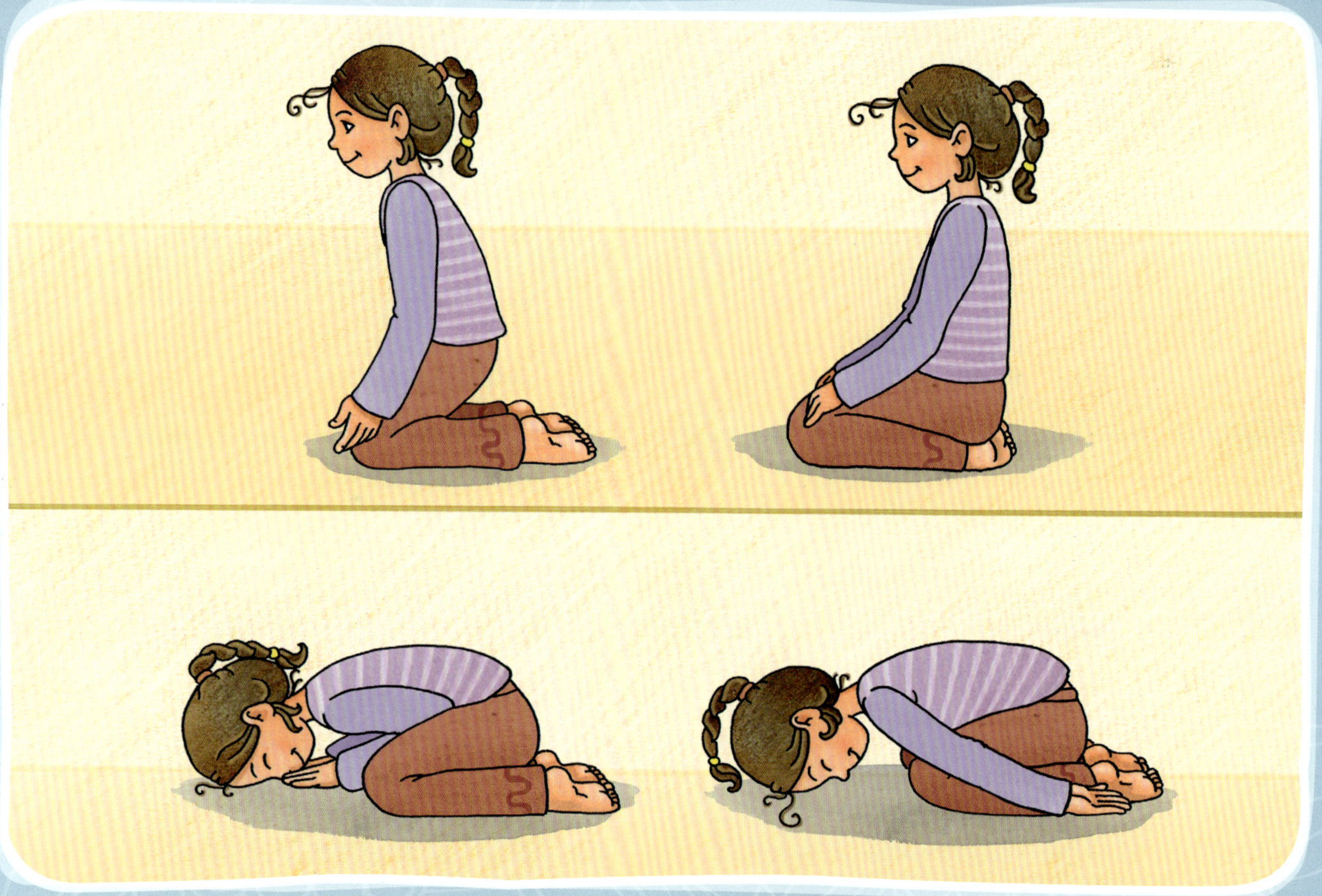

Eingerollt wie ein Igel

Zur Ruhe kommen

Knie dich hin, sitz auf dem Po.
Beug dich vor, Stirn nach unten. Richtig, so!
Hände liegen flach und schwer.
Das lieben kleine Igel sehr.

1

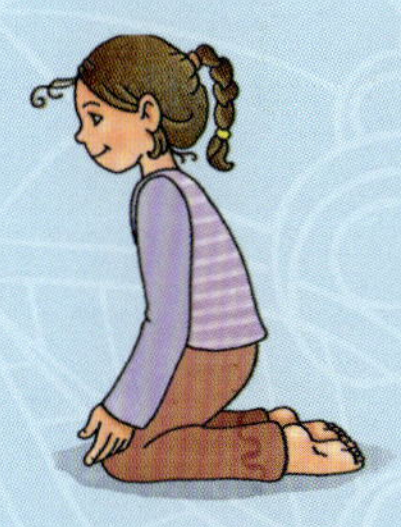

Knie dich hin.

2

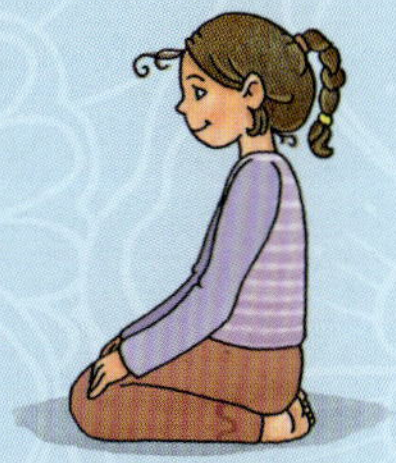

Sitze mit dem Po auf deinen Fußsohlen.

3

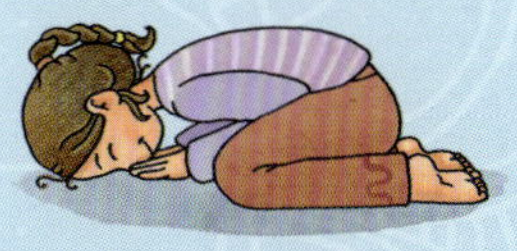

Beuge dich nach vorne, lege deinen Oberkörper auf die Oberschenkel. Mit der Stirn berührst du den Boden. Schließe die Augen.

4

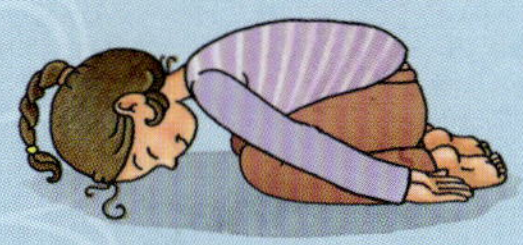

Lege die Arme schlaff und schwer nach hinten neben dem Körper ab. Die Handrücken liegen auf dem Boden. Du hast dich eingeigelt, bist ganz rund und schwer und sicher. Deine Stacheln schützen dich. Bleibe hier liegen, so lange sich das gut anfühlt.

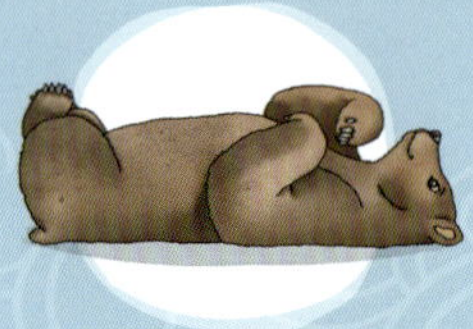

Der Bär in der Sonne

Zum Entspannen

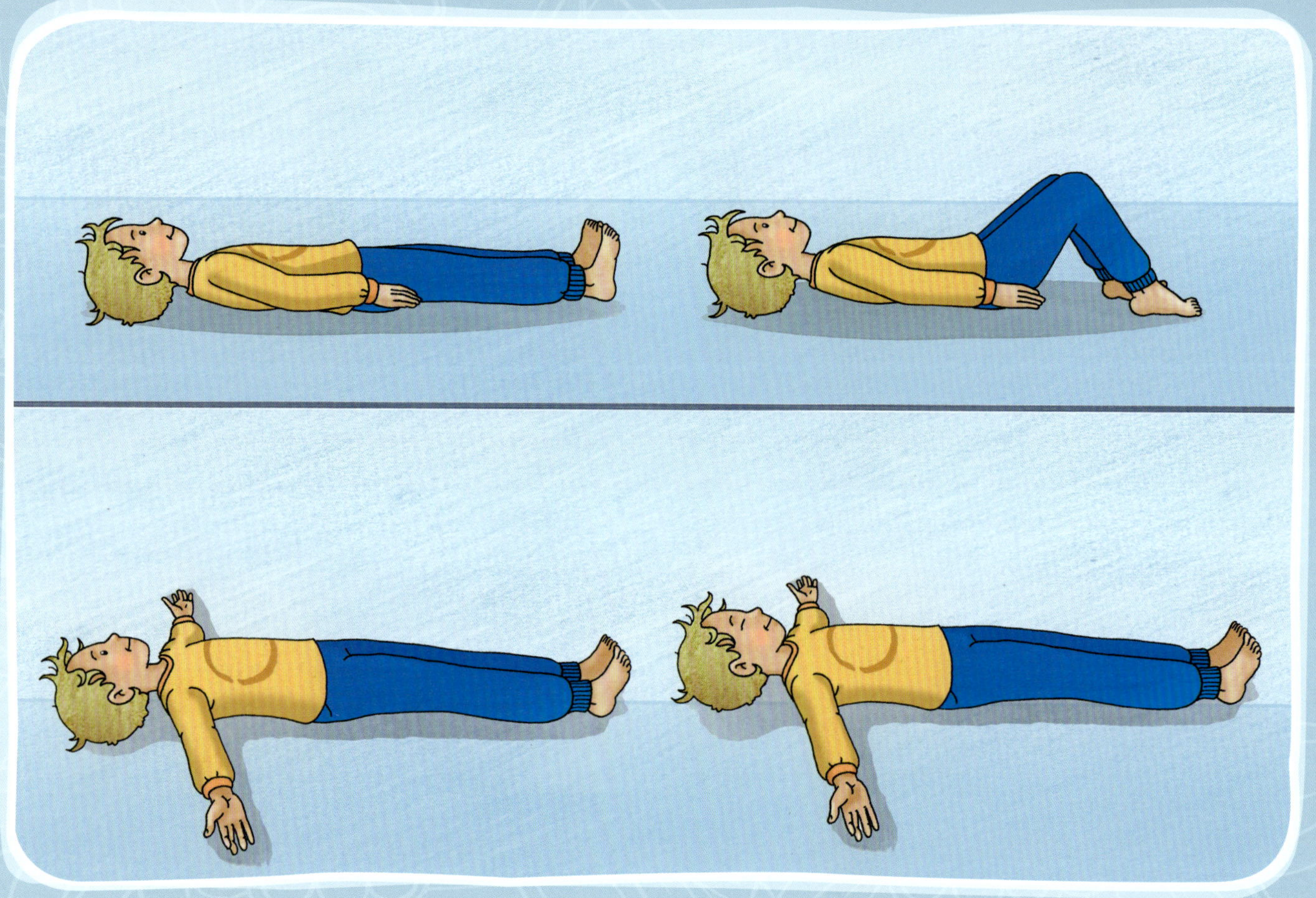

Der Bär in der Sonne

Zur Ruhe kommen

Genug geschafft, genug getan.
Lieg da und schau von innen deinen Körper an.
Lass los die Beine, die Arme mach ganz schwer.
Und atme tief, mein lieber Sonnen-Bade-Bär.

1

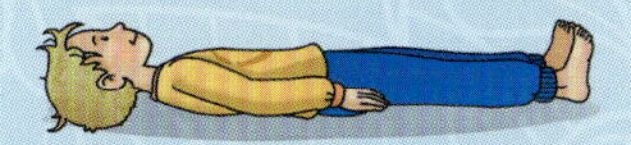

Liege auf dem Rücken. Die Arme liegen neben dem Körper. Arme und Beine sind jetzt ganz locker. Lasse den Atem fließen und stelle dir vor, wie die Sonne deinen Bärenpelz wärmt.

2

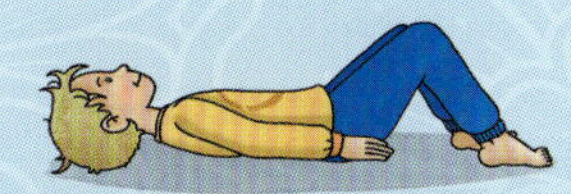

Stelle die Beine angewinkelt auf. Schiebe mit den Füßen Richtung Kopf, ohne dich wegzudrücken, nur die Haut am Rücken bewegt sich mit. Dann lege die Beine wieder locker hin.

3

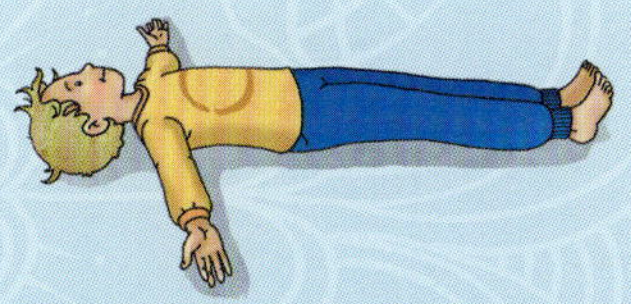

Lege die Handrücken auf den Boden und spreize die Arme so weit von dir, wie es sich gut und entspannt anfühlt.

4

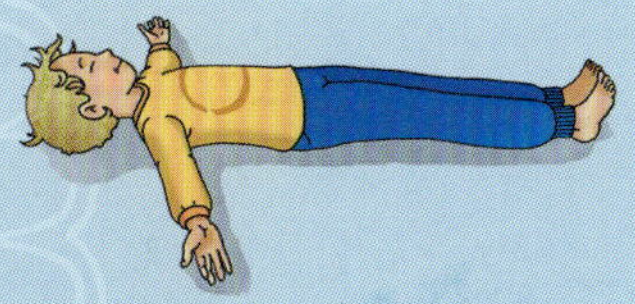

Schließe die Augen. Ziehe das Kinn leicht zur Brust, sodass dein Nacken ganz lang wird. Jetzt lausche auf deinen Atem und genieße dein entspanntes bäriges Sonnenbad.

Wichtiger Hinweis:

Bitte konsultieren Sie bei gesundheitlichen Problemen, vorhandenen Verletzungen oder einer Schwangerschaft einen Arzt, bevor Sie mit dem Training beginnen. Starten Sie nicht ohne vorheriges Aufwärmen. Falls während der Ausführung der Übungen Schmerzen auftreten, sollten Sie die Ausführung abbrechen und mit einem Arzt Rücksprache halten, bevor Sie weitertrainieren. Überfordern Sie sich nicht, passen Sie Ihr Training Ihrer persönlichen körperlichen Verfassung an. Dies gilt auch für die Kinder, die die Übungen durchführen.